Schirner Verlag

SASCHA BADE

DER KÖRPER-KOMPASS

Gesundheitswissen aus der Osteopathie-Praxis

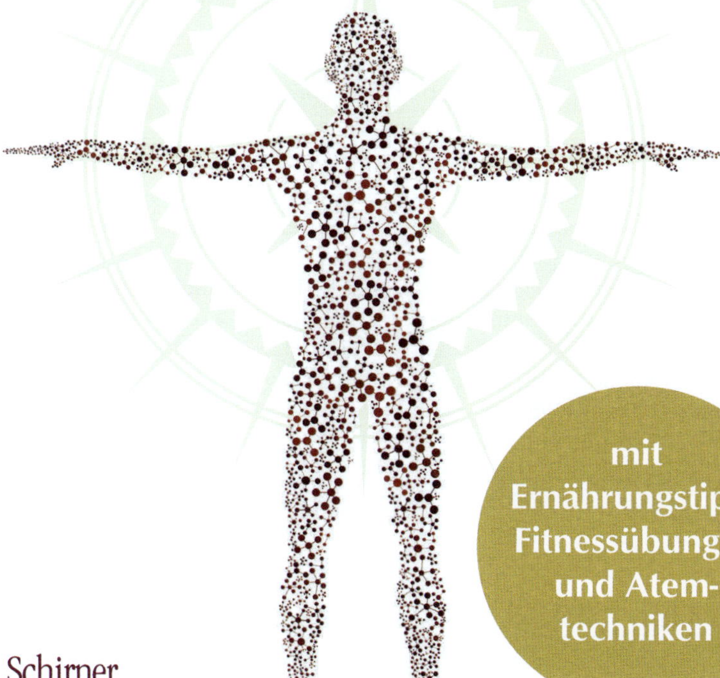

mit Ernährungstipps, Fitnessübungen und Atemtechniken

Schirner Verlag

Die Ratschläge in diesem Buch sind sorgfältig erwogen und geprüft. Sie bieten jedoch keinen Ersatz für kompetenten medizinischen Rat, sondern dienen der Begleitung und der Anregung der Selbstheilungskräfte. Alle Angaben in diesem Buch erfolgen daher ohne Gewährleistung oder Garantie seitens des Autors oder des Verlages. Eine Haftung des Autors bzw. des Verlages und seiner Beauftragten für Personen-, Sach- und Vermögensschäden ist ausgeschlossen.

Wir verzichten auf das Einschweißen unserer Bücher – **UNSERER UMWELT ZULIEBE!**

ISBN Printausgabe 978-3-8434-1582-8
ISBN E-Book 978-3-8434-6550-2

Sascha Bade:
Der Körperkompass –
Gesundheitswissen aus der
Osteopathiepraxis –
mit Ernährungstipps,
Fitnessübungen und Atemtechniken

Schirner Verlag GmbH & Co. KG
Birkenweg 14a, 64295 Darmstadt
E-Mail: gpsr@schirner.com

Umschlag: Hülya Sözer, Schirner,
unter Verwendung von #2119091579
(©berCheck) und #2526832173
(©ivector), www.shutterstock.com
Satz: Hülya Sözer, Schirner
Lektorat: Ina Keller, Schirner
Printed by: Ren Medien GmbH,
Germany

www.schirner.com

1. Auflage Januar 2025

INHALT

DAS GEHIRN

SCHALTZENTRALE DES KÖRPERS UND HÜTER DER GEDANKEN

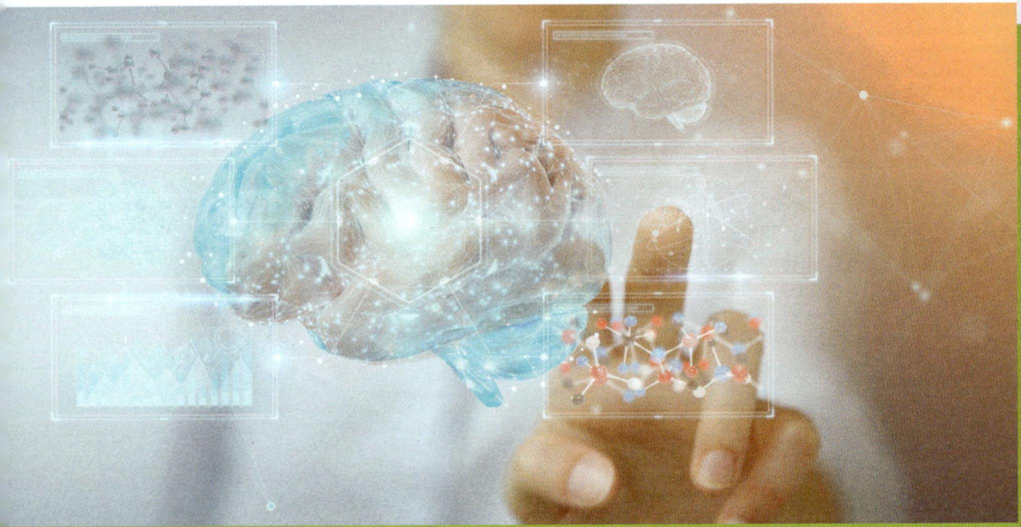

Stellen Sie sich einen Apparat vor, der in der Lage ist, die Melodie eines Liedes zu erkennen, das Gefühl eines Kusses zu interpretieren, komplexe Probleme zu lösen und Träume zu weben, während wir schlafen. Das ist unser Gehirn – das Zentrum unserer Gedanken, Empfindungen, Erinnerungen und Fantasien. Mit seinen rund 100 Milliarden Nervenzellen und synaptischen Verbindungen übertrifft es in seinen Fähigkeiten jeden modernen Supercomputer. Auch die viel diskutierten künstlichen Intelligenzen sind in den Bereichen Kreativität, Anpassungsfähigkeit und Problemlösung noch lange nicht auf dem Niveau unseres Gehirns.

WISSENSWERTES ÜBER DAS GEHIRN

Mit einem Durchschnittsgewicht von etwa 1,4 Kilogramm ist das Gehirn ein kleines Wunderwerk der Natur. Obwohl es lediglich rund 2 Prozent des gesamten Körpergewichts ausmacht, spielt das Gehirn eine überproportional wichtige Rolle. Interessanterweise verbraucht es trotz seiner geringen Größe einen erheblichen Teil der Energie des Körpers. Etwa 20 Prozent der aufgenommenen Energie wird von unserem Gehirn benötigt. Das ist fast doppelt so viel, wie unser Herz verbraucht. Der Großteil geht jedoch nicht für angestrengtes Denken drauf, sondern für die Aufrechterhaltung der lebenswichtigen Funktionen im Körper. Wir können den Energieverbrauch auch durch intensives Nachdenken nicht erhöhen. Wissenschaftler und Wissenschaftlerinnen fanden sogar heraus, dass die effektivsten Gehirne deutlich weniger Energie zum Lösen einer Aufgabe benötigen. Und sobald sie damit fertig sind, fallen sie in eine Art Stand-by-Modus.

Der 10-Prozent-Mythos

Vermutlich haben Sie auch schon einmal davon gehört, dass wir nur 10 Prozent unseres Gehirnpotenzials nutzen. Oftmals werden in diesem Zusammenhang auch berühmte Persönlichkeiten als Quelle genannt, unter anderem Albert Einstein. Allerdings gibt es keinen Nachweis dafür, dass Einstein diese Behauptung aufstellte, außerdem wäre sie auch nicht richtig. Tatsächlich nutzen wir 100 Prozent unseres Gehirns, jedoch nicht gleichzeitig. Stellen Sie sich das Gehirn wie eine große Stadt mit verschiedenen Vierteln, Straßen und Plätzen vor. Jedes Viertel hat eine eigene Funktion. Einige sind für das Denken zuständig, andere für die Gefühle, wieder andere für die Bewegung oder das Erinnern. So, wie in einer Stadt nicht alle Geschäfte und

Büros rund um die Uhr geöffnet sind, arbeiten auch nicht alle Bereiche des Gehirns gleichzeitig. Jeder Teil hat eine bestimmte Aufgabe. Wenn wir zum Beispiel sprechen, wird der Bereich aktiv, der für die Kommunikation zuständig ist. Wenn wir laufen, arbeiten die Areale, die unsere Bewegungen steuern. Es wäre unpraktisch und energieaufwendig, wenn alle Bereiche des Gehirns gleichzeitig aktiv wären.

Wie kam es zu diesem Mythos?

Der 10-Prozent-Mythos reicht bis in die frühen 1900er-Jahre zurück. Zu dieser Zeit begann die nähere Erforschung des Gehirns mit all seinen Funktionen. Einige Wissenschaftler, darunter auch der Psychologe William James, äußerten Vermutungen darüber, dass Menschen nur einen Bruchteil ihres geistigen Potenzials ausschöpfen. Es wird angenommen, dass James' Ideen über die mögliche Entfaltung der vollen Leistungsfähigkeit im Laufe der Zeit vereinfacht und missinterpretiert wurden, was zu dem 10-Prozent-Mythos führte. Dieser wurde zusätzlich durch Filme, Bücher und andere Medien stark popularisiert und weiterverbreitet. Auch Ron Hubbard, der Begründer der religiösen Bewegung Scientology, hat diese Idee aufgegriffen und im eigenen Sinne kreativ weiterverbreitet, indem er behauptete, dass seine Lehre helfen könne, die ungenutzten 90 Prozent des Gehirns zu aktivieren.

Vorhang auf für das Gehirn

Unser Gehirn hat sich im Laufe der Evolution immer weiterentwickelt. Den größten Raum beansprucht das Großhirn, auch »Cerebrum« genannt. Dort finden alle höheren kognitiven Funktionen statt. Das Großhirn teilt sich in eine linke und eine rechte Hälfte, die beide jeweils für eine Körperhälfte zuständig sind. Warum die Verschaltung über Kreuz geht und somit die linke Gehirnhälfte die rechte Seite und die rechte Gehirnhälfte die linke Seite des Körpers steuert, ist bis heute noch nicht abschließend geklärt. Beide Hälften teilen sich jeweils in einen Stirnlappen (Frontallappen), Schläfenlappen (Temporallappen), Scheitellappen (Parietallappen), Insellappen (Insula) und Hinterhauptlappen (Okzipitallappen). An der Stelle, an der der Kopf in den Hals übergeht, sitzt das Kleinhirn (Cerebellum), darunter ist der Hirnstamm. Das ist der älteste Teil des Gehirns, der sich bereits vor über 500 Millionen Jahren entwickelt hat.

Wie die einzelnen Areale des Gehirns ihre Aufgaben bewältigen, möchte ich Ihnen anhand eines Kinobesuchs zeigen: Zuerst wird Ihr **Großhirn** aktiv, hier speziell der Frontallappen. Er ist der Bereich, in dem Sie Entscheidungen treffen und Pläne schmieden. Sie entscheiden also direkt hinter der Stirn, welchen Film Sie sich ansehen wollen. Hier planen Sie außerdem, wann es ins Kino geht und ob Sie vorher noch etwas unternehmen möchten. Dieser Teil des Gehirns ermöglicht es Ihnen, komplex zu denken und dabei soziale Aspekte zu berücksichtigen.

Kommen wir jetzt zum **Parietallappen.** Er ist Ihr Navigationssystem und hilft Ihnen, sich im Kino zurechtzufinden, indem er räumliche Informationen verarbeitet. Dank seiner Hilfe finden Sie Ihren Sitzplatz im Kinosaal.

Der Film fängt an, und der **Okzipitallappen** hat seinen großen Auftritt. Er sitzt im hinteren Teil des Gehirns und ist entscheidend dafür, dass Sie die Bilder auf der Leinwand sehen und verstehen können. Dieses Hirnareal wandelt Lichtimpulse in Bilder um, eine unverzichtbare Funktion beim Filmeschauen. Doch was wäre der schönste Blockbuster ohne den richtigen Ton? Dafür brauchen Sie den Temporallappen. Dank seiner Arbeit hören Sie die Dialoge und können die Soundeffekte genießen. Mit seiner Hilfe können Sie außerdem das Gesicht des Schauspielers erkennen und zuordnen, aus welchem Film Sie ihn kennen.

Der Film wird immer spannender, Sie fiebern mit den Heldinnen und Helden auf der großen Leinwand mit. Für die Achterbahnfahrt der Gefühle können Sie sich beim **limbischen System** bedanken, insbesondere bei der Amygdala und dem Hippocampus. Die Amygdala ist der Teil Ihres Gehirns, der auf emotionale Szenen im Film reagiert und entsprechende Gefühle auslöst. Ob Sie lachen, weinen oder sich fürchten, sie ist maßgeblich beteiligt. Der Hippocampus hingegen speichert das Gesehene und ermöglicht es Ihnen, sich später an die Handlung oder ganz bestimmte Szenen zu erinnern.

Was wäre Kino ohne Popcorn? Haben Sie sich schon einmal gefragt, welcher Teil Ihres Gehirns Ihre Bewegungen koordiniert? In dem Moment, in dem Sie nach dem Popcorn greifen oder sich in Ihrem Sitz bewegen, übernimmt das **Kleinhirn** die Rolle des Choreografen. Es steuert Ihre Bewegungen, wenn Sie nach dem Popcorn greifen oder sich in Ihrem Sitz bewegen. Das erscheint mühelos und automatisch, ist aber das Ergebnis äußerst komplexer Prozesse. Und obwohl das Kleinhirn, wie der Name schon andeutet, deutlich kleiner ist als das Großhirn, finden sich in ihm über 50 Prozent aller Gehirnneuronen.

Die **Insula** ist zusammen mit dem limbischen System daran beteiligt, dass Sie sich in der packenden Filmszene emotional mit den Helden und Heldinnen verbunden fühlen. Zudem ist der vordere Insellappen mit dem olfaktorischen Netzwerk verknüpft. Wenn Sie also den Duft des frischen Popcorns riechen, ist es dieser, der Ihnen den sinnlichen Moment schenkt.

Wir nähern uns dem Showdown, die Spannung ist auf ihrem Höhepunkt. Sie atmen schneller, und auch Ihr Puls ist beschleunigt. Zuständig dafür ist der **Hirnstamm.** Er fungiert als Maschinenraum Ihres Körpers und reguliert grundlegende Lebensfunktionen wie Atmung, Herzschlag und Blutdruck. All das geschieht, ohne dass Sie sich darauf konzentrieren müssen. Der Hirnstamm befindet sich an der Basis des Gehirns und bildet die Verbindung zum Rückenmark, wo er auch an der Steuerung von Reflexen mitwirkt. Einfache, aber lebenswichtige Reaktionen wie Niesen, Husten, Schlucken und Blinzeln werden hier ausgelöst. Dank der Hilfe des Hirnstamms sollten Sie sich auch nicht am Popcorn verschlucken.

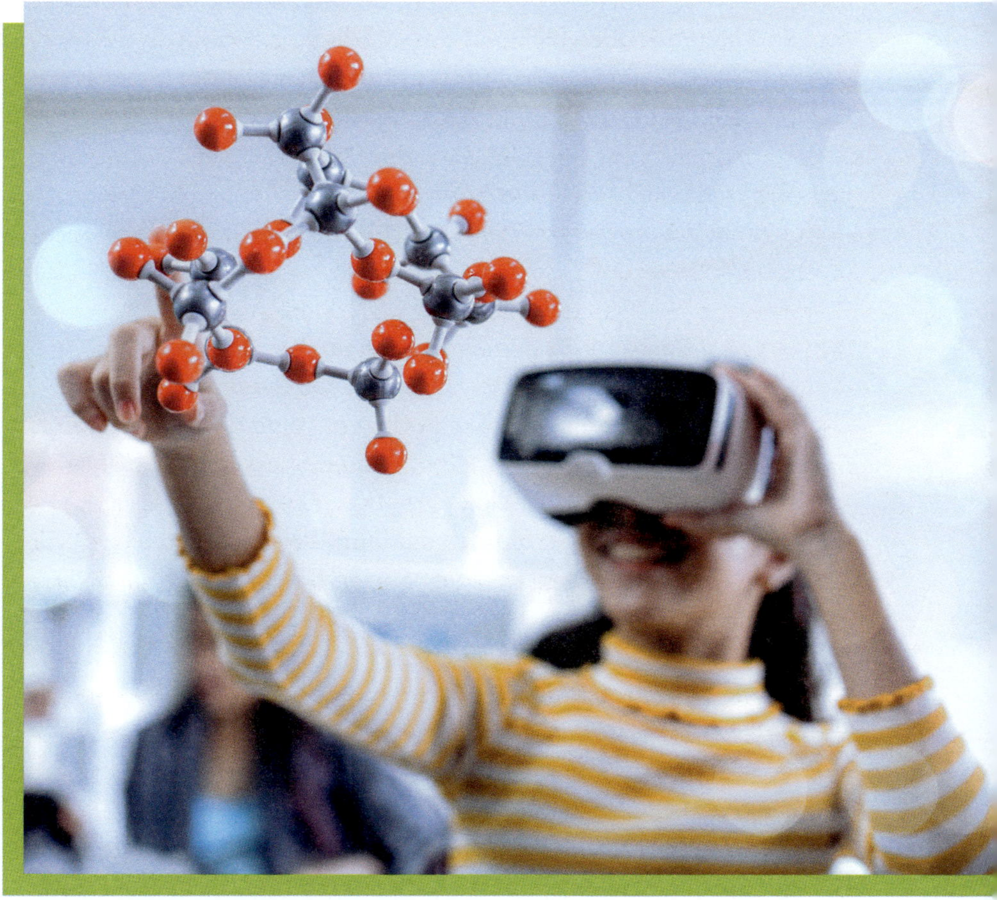

FÜR DIE GESUNDHEIT DES GEHIRNS

Meditation

Studien belegen, dass regelmäßige Meditation zu einer Zunahme der grauen Substanz in bestimmten Gehirnregionen beiträgt. Besonders der präfrontale Kortex, der für kognitive Funktionen wie Aufmerksamkeit, Entscheidungsfindung und Selbstkontrolle zuständig ist, profitiert hiervon. Doch nicht nur das: Meditation kann auch die Dichte von Neuronen im Hippocampus erhöhen. Das ist der Bereich des Gehirns, der für das Lernen und das Gedächtnis verantwortlich ist.

Falls Sie bisher keine Erfahrung mit Meditation haben, es aber trotzdem einmal ausprobieren wollen, sind hier einige einfache Schritte, um zu beginnen:

- **Ort und Position:** Suchen Sie sich einen bequemen Ort, ob einen Stuhl oder auf dem Boden. Schließen Sie die Augen, oder fixieren Sie sanft einen Punkt vor Ihnen – eine Kerzenflamme kann hierbei beruhigend wirken. Achten Sie darauf, dass Ihre Wirbelsäule aufrecht und gleichzeitig entspannt ist.
- **Atmung:** Fokussieren Sie sich auf Ihren Atem. Lassen Sie ihn zur Ruhe kommen, und spüren Sie, wie die Luft in Ihren Körper herein- und wieder hinausströmt.
- **Die Reise des Geistes:** Es ist natürlich, dass Ihre Gedanken wandern. Statt sich davon ablenken zu lassen, beobachten Sie sie, ohne zu urteilen, und lassen Sie alles, was Ihnen in den Geist kommt, vorüberziehen – ähnlich wie kleine Papierschiffchen, die auf einem Bach treiben.
- **In Akzeptanz üben:** Akzeptieren Sie, dass Gedanken auftreten und Ihr Geist manchmal abschweift. Mit etwas Geduld wer-

den Sie feststellen, dass Sie immer länger in einem Zustand der »Gedankenleere« verweilen können.

- **Wiederholung ist der Schlüssel:** Beginnen Sie das Meditieren mit nur wenigen Minuten täglich, und erhöhen Sie die Dauer nach Belieben. Mit der Zeit wird sich nicht nur Ihre Achtsamkeit steigern, auch die positiven Effekte der Meditation auf Ihr Gehirn werden deutlich spürbar.

Das Geheimnis liegt in der Beständigkeit und Geduld. Indem Sie sich täglich Zeit nehmen, erkennen Sie die tiefgreifende Wirkung der Meditation auf Ihr Leben und Ihr Gehirn.

Warum das Gehirn Schlaf braucht

Oft unterschätzt, aber unglaublich wichtig: der Schlaf. Jenseits der Tatsache, dass wir uns nach einer guten Nachtruhe erfrischt fühlen, laufen, während wir schlafen, im Hintergrund tiefgreifende Prozesse, die unserem Gehirn helfen, in Topform zu bleiben. Hier sind die wichtigsten Gründe, warum Schlaf für unser Gehirn unerlässlich ist:

- **Gedächtnisbildung:** Stellen Sie sich den Schlaf als den ultimativen Back-up-Dienst für Ihre täglichen Erlebnisse vor. Besonders im REM-Schlaf werden emotionale Erinnerungen und praktische Fähigkeiten wie das Spielen eines Instruments gefestigt.
- **»Gehirnwäsche«:** Wussten Sie, dass Ihr Gehirn gereinigt wird, während Sie schlafen? Das glymphatische System, eine Art Abfallsystem, wird aktiviert und entfernt schädliche Produkte. Ohne genügend Schlaf könnten sich diese Abfallstoffe ansammeln und zu Krankheiten wie Alzheimer beitragen.

- **Emotionale Ausgeglichenheit:** Schlaf spielt eine zentrale Rolle bei der emotionalen Regulation. Wer kennt nicht das Gefühl von Reizbarkeit und Überempfindlichkeit nach einer schlaflosen Nacht? Guter Schlaf hilft uns, besser mit unseren Emotionen umzugehen und impulsives Verhalten zu reduzieren.
- **Höchstleistung im Alltag:** Von der Problemlösung bis zur Kreativität – Schlaf sorgt dafür, dass unser Gehirn auf Hochtouren läuft. Ein Mangel daran kann unsere kognitiven Fähigkeiten erheblich beeinträchtigen.
- **Flexibilität und Anpassungsfähigkeit:** Schlaf unterstützt die Neuroplastizität – die beeindruckende Fähigkeit unseres Gehirns, sich ständig neu zu organisieren und auf neue Informationen zu reagieren.
- **Stress unter Kontrolle:** Während wir uns in den Träumen verlieren, kümmert sich unser Körper darum, Stresshormone zu reduzieren. Schlaf hilft uns, unsere innere Balance zu bewahren.
- **Reparatur und Erneuerung:** Nicht nur unser Körper, auch unser Gehirn profitiert von der Zellreparatur und -erneuerung, die während des Schlafs stattfindet.
- **Energiesparmodus:** Genau wie unsere digitalen Geräte braucht auch unser Gehirn eine Pause vom ständigen »Eingeschaltetsein«. Schlaf bietet diese dringend benötigte Auszeit.

Tipps für einen erholsamen Schlaf

Die Bedeutung eines erholsamen Schlafs wird uns oft erst dann wirklich bewusst, wenn er uns verwehrt bleibt. Es gibt zahlreiche Gründe, warum wir schlecht schlafen. Die folgenden Tipps können Ihnen helfen, abends schnell zur Ruhe zu kommen und morgens ausgeruht aufzuwachen.

Den Raum abdunkeln: Licht hat viele Vorteile. Eine Intensität von 5000 bis 10000 Lux ist belebend und kann sogar antidepressiv wirken. Das ist auf das Serotonin zurückzuführen, das Ihr Körper bei Lichteinfluss produziert. Doch es gibt auch eine Kehrseite: Licht kann Ihre Schlafdauer verkürzen. Das liegt daran, dass Serotonin einen Botenstoff unterdrückt, den Sie für erholsamen Schlaf dringend benötigen: Melatonin. Das Hormon unterstützt den Schlaf, obwohl es im eigentlichen Sinne nicht wirklich müde macht. Es dient vielmehr als Indikator und signalisiert Ihrem Körper, dass es Zeit ist, schlafen zu gehen. Der Melatonin-Spiegel steigt im Laufe der Nacht kontinuierlich an und erreicht meist gegen 3 Uhr morgens seinen Höhepunkt. Deshalb sollte Ihr Schlafzimmer möglichst abgedunkelt sein. Dunkle Vorhänge oder eine Schlafbrille können hilfreich sein.

Für Ruhe sorgen: Ob es nun vorbeifahrende Autos, nächtlicher Fluglärm oder die laute Musik des Nachbarn ist: In der Nacht scheinen wir besonders empfindlich für Störgeräusche zu sein. Im Gegensatz zu unseren Augen können wir unsere Ohren allerdings nicht einfach schließen.

Historisch betrachtet, ist die wichtigste Funktion unseres Gehörs, mögliche Gefahren frühzeitig zu erkennen. Ein unerwartetes Geräusch in der Höhle unserer Urahnen konnte bedeuten, dass ein Raubtier in der Nähe war. Zwar sind Tiger in modernen Großstädten selten, aber unsere instinktive Reaktion auf plötzliche Geräusche ist geblieben. Als Konsequenz produziert unser Körper Stresshormone wie Adrenalin und Cortisol, um uns auf den Kampf oder die Flucht vorzubereiten. Eine Körperantwort, die in gefährlichen Situationen sinnvoll ist, kann bei ständiger Wiederholung jedoch langfristig negative Auswirkungen auf unsere Gesundheit haben.

Ihr Schlafzimmer sollte daher stets ein Ort der Ruhe sein. Wenn Sie zwischen einem Zimmer an einer viel befahrenen Straße und einem zum Innenhof wählen können, dann sollten Sie sich für den ruhigeren Raum entscheiden. Teppiche und dicke Vorhänge können dazu beitragen, Geräusche zu dämpfen. Erwägen Sie auch, einen Gehörschutz zu benutzen. Zwar kann nicht jeder mit Ohrstöpseln schlafen, diese kleinen Helfer können laute Außengeräusche allerdings gut abschirmen. Und wer weiß, vielleicht verhindern Sie dabei den einen oder anderen Ehekonflikt, verursacht durch einen schnarchenden Partner oder eine schnarchende Partnerin.

Die Gedanken leeren:
»Wenn ich im Bett liege, gehen mir tausend Gedanken durch den Kopf. Und dann komme ich nicht in den Schlaf.«

So oder so ähnlich berichten es mir beinahe täglich meine Patienten und Patientinnen. Für unser Gehirn werden Gedanken zur Realität. Wenn Sie also gedanklich noch einmal die letzte Verfolgungsjagd nachspielen, die Sie gerade im Fernsehen gesehen haben, ist das für Ihr Gehirn so, als würden Sie selbst hinter dem Steuer sitzen. Dasselbe gilt für ungelöste Probleme.

Der Schlüssel ist die Gedankenleere. Das ist eine Meditationstechnik, bei der man versucht, bewusst nicht zu denken. Zugegeben, anfangs gelingt das nur ein paar Sekunden, da unser Gehirn daran gewöhnt ist, bei fehlenden äußeren Reizen den Gedanken freien Lauf zu lassen.

Stellen Sie sich folgendes Szenario vor, das mir einst ein Meditationslehrer nahelegte: Sie sitzen an einem ruhigen Bach. Die Atmosphäre ist friedlich, sie sind vollkommen entspannt. Gelegentlich treiben kleine Papierschiffe an Ihnen vorbei. Diese Schiffe repräsentieren Ihre Gedanken. Lassen Sie sie einfach weiterziehen. Mit etwas Zeit und Übung wird es leichter, Ihre Gedanken zu klären, sodass Ihr Gehirn sich entspannen kann und Sie schneller einschlafen.

Ungelöste Probleme bewusst adressieren: Nichts raubt uns den Schlaf so sehr wie ungelöste Probleme. Oft kreisen unsere Gedanken endlos um ein Thema, ohne, dass wir eine Lösung dafür finden. Solche nächtlichen Überlegungen sind meist wenig produktiv. Wenn Sie trotz der Gedankenleere von Problemen geplagt werden, notieren Sie sie nachts in einem Notizbuch. Am nächsten Tag können Sie dann mit frischem Kopf nach Lösungen suchen.

Die 4-7-8-Atemtechnik: Stellen Sie sich vor, Sie könnten allein durch Ihre Atmung Angstzustände reduzieren, Ihren Blutdruck senken und schneller einschlafen. Die 4-7-8-Atemtechnik macht das möglich. Diese Methode basiert auf der Yoga-Übung »Pranayama« und stimuliert den Vagusnerv – den Hauptnerv Ihres parasympathischen Nervensystems, das maßgeblich für Entspannung sorgt.

So nutzen Sie die 4-7-8-Atemtechnik:

- Atmen Sie 1-mal tief ein und aus.
- Legen Sie Ihre Zunge an den Gaumen.
- Atmen Sie nun durch die Nase ein, und zählen Sie dabei innerlich bis 4.
- Halten Sie für 7 Sekunden den Atem an.
- Atmen Sie anschließend 8 Sekunden durch den Mund wieder aus.
- Wiederholen Sie diesen Vorgang insgesamt 4-mal.

Den Schlafrhythmus anpassen: Ein konstanter Schlafrhythmus kann Wunder wirken. Indem Sie zu regelmäßigen Zeiten ins Bett gehen, weiß Ihr Körper nach einer gewissen Zeit, wann er den Ruhemodus aktivieren soll. Dadurch schlafen Sie abends schneller ein und wachen morgens erfrischter auf.

Ernährung und Schlafqualität: Vermeiden Sie schwere Mahlzeiten mindestens 4 Stunden vor dem Zubettgehen. Die Energie, die in die Verdauung investiert wird, erschwert es Ihrem Körper, tiefe Schlafphasen aufrechtzuerhalten. Hinzu kommt, dass durch den Verdauungsprozess die Körpertemperatur leicht ansteigt. Für einen guten Schlaf ist eine niedrige Körpertemperatur jedoch besser. Ist sie erhöht, wird das Einschlafen erschwert und die Schlafqualität verringert. Essen Sie vor dem Schlafengehen daher lieber einen kleinen, proteinreichen Snack statt einer großen Mahlzeit.

Vorsicht Alkohol: Das weitverbreitete Bild vom schlaffördernden Rotwein? Ein Mythos. Selbst kleine Mengen Alkohol können Ihre Schlafqualität erheblich beeinträchtigen. Er kann in der zweiten Nachthälfte dazu führen, dass Sie häufig aufwachen, wodurch Sie am nächsten Tag weniger erholt sind. Größere Mengen Alkohol können sogar Schlafapnoe verursachen, kurze Atemaussetzer. Neben erhöhter Tagesmüdigkeit kann das auch das Risiko für Herzerkrankungen steigern.

Koffein-Beschränkungen: Adenosin, ein Molekül in unserem Körper, signalisiert uns, wann es Zeit zum Schlafen ist. Der Kaffee am Nachmittag kann das Molekül blockieren und uns wach halten. Genießen Sie Ihren Kaffee, Tee oder Energydrink idealerweise bis 16 Uhr, damit Ihr Körper Zeit hat, das Koffein abzubauen.

Wenn Sie in einem Schicht-System arbeiten, haben Sie natürlich nicht immer den Luxus, zu festen Zeiten zu schlafen.

Hier sind ein paar Tipps extra für Schichtarbeiter:

Schlaf begünstigendes Umfeld: Gerade, wenn Sie zu ungewöhnlichen Zeiten schlafen, ist es essenziell, dass Ihr Schlafzimmer optimal auf die Erholung ausgerichtet ist. Sorgen Sie für Dunkelheit und Ruhe. Stellen Sie Ihr Telefon lautlos, und schalten Sie die Türklingel aus. Ihr Körper und Ihre Seele möchten nicht vom Postboten aus dem Schlaf gerissen werden!

In Zeitabschnitten schlafen: Forschungsergebnisse legen nahe, dass es nach einer Nachtschicht hilfreich sein kann, die Schlafphasen aufzuteilen. Schlafen Sie direkt nach der Arbeit 4 bis 5 Stunden, und legen Sie später am Tag ein weiteres 2- bis 3-stündiges Nickerchen ein.

Vitamine und Nährstoffe

MAGNESIUM UND TRYPTOPHAN

Sollten Sie Schwierigkeiten haben, erholsam zu schlafen, könnte eine erhöhte Magnesiumzufuhr die Lösung sein. **Magnesium** wirkt der Ausschüttung von Stresshormonen entgegen und kann so den Schlaf positiv beeinflussen. Die WHO (Weltgesundheitsorganisation) empfiehlt eine tägliche Dosis von 300 bis 350 Milligramm. Es gibt aber auch Empfehlungen von bis zu 4 Milligramm pro Tag. Der Bedarf kann in Stresssituationen ansteigen, zum Beispiel vor wichtigen Prüfungen oder während körperlich anstrengender Phasen. Auch bei älteren Menschen liegt der Magnesiumbedarf oft höher. Daher ist es wichtig, stets auf eine ausreichende Zufuhr zu achten.

Schlaf spielt eine entscheidende Rolle für die Regeneration und Gesundheit unseres Gehirns. Dabei ist auch **Tryptophan** von besonderer Wichtigkeit. Die Aminosäure dient als Vorstufe für Neurotransmitter und Hormone im Gehirn und muss durch die Ernährung aufgenommen werden.

Tryptophan ist in einer Vielzahl von Nahrungsmitteln enthalten wie Fleisch, Geflügel, Fisch, Ei, Milchprodukten, Nüssen und Hülsenfrüchten.

Im Gehirn wird Tryptophan zu Serotonin und schließlich zu Melatonin umgewandelt. Letzteres wird häufig als »Schlafhormon« bezeichnet, da es zentral für unsere Schlafregulation ist. Ein unzureichender Tryptophan-Spiegel kann die Melatonin-Produktion im Gehirn beeinträchtigen, was wiederum zu Schlafstörungen führt. Dies kann sich in Form von Einschlafschwierigkeiten, nächtlichem Aufwachen oder unruhigem Schlaf zeigen.

Ein interessanter Aspekt: Tryptophan konkurriert im Blut mit anderen Aminosäuren um den Eintritt ins Gehirn. Der Konsum von kohlenhydratreichen Lebensmitteln kann den Transport von Tryptophan über die Blut-Hirn-Schranke begünstigen. Sie können sich das so vorstellen, dass Tryptophan durch die Kohlenhydrate eine Art »VIP-Ticket« erhält, um schneller ins Gehirn zu gelangen und dort seine Wirkung zu entfalten.

VITAMIN D

Vitamin D hilft unseren Nervenzellen, zu wachsen, und stärkt die Verbindungen zwischen den Neuronen. Das bedeutet, dass Nachrichten in unserem Kopf besser verarbeitet werden, wodurch wir uns fokussierter und wacher fühlen. Außerdem kann das Vitamin helfen, unsere Nervenzellen länger fit und gesund zu halten.

Die Hauptquelle für Vitamin D ist die Sonne. Jedes Mal, wenn Sie einen Spaziergang bei Sonnenschein machen oder einfach im Park entspannen, tanken Sie nicht nur Energie, sondern auch wertvolles Vitamin D, das Ihrem Gehirn guttut. Bei hellen Hauttypen reichen bereits 10 bis 20 Minuten direkte Sonneneinstrahlung auf Gesicht, Arme und Beine. Bei dunklerer Haut können es auch bis zu 30 Minuten sein.

Doch nicht jeder Tag ist sonnig, besonders im Winter. Zum Glück gibt es Lebensmittel, die uns mit Vitamin D versorgen können. Gute Quellen sind einige Fische und Meeresfrüchte wie der Hering, der Aal oder Austern. Sogar Pilze, v. a., wenn sie dem Sonnenlicht ausgesetzt waren, dienen als gute Vitamin-D-Lieferanten.

Wenn Sie wissen wollen, wie es um Ihren Vitamin-D-Haushalt steht, kann ein Besuch beim Arzt Klarheit schaffen. Ein einfacher Test zeigt, ob Sie und Ihr Gehirn gut versorgt sind. Der 25(OH)-Test misst die Konzentration von 25-Hydroxyvitamin D im Blut, das die beste Gesamtanzeige für den Vitamin-D-Status im Körper ist. Auch Selbsttests sind möglich. Diese sind zwar nicht ganz so exakt, aber in erster Linie geht es darum, zu erfahren, wie sich Ihr Vitamin-D-Spiegel entwickelt. Ich empfehle, dass Sie mindestens 1-mal im Jahr Ihren Vitamin-D-Spiegel prüfen.

Sollte der Test einen Mangel aufdecken, können Nahrungsergänzungen helfen. Am besten wählen Sie ein Produkt auf Ölbasis, das nimmt der Körper besser auf.

VITAMIN E

Vitamin E wird in der Ernährungsliteratur oft als »starkes Antioxidans« beschrieben und hat eine besondere Stellung in der Neurologie erlangt. Dieser essenzielle Mikronährstoff kann vom Körper nicht selbst produziert werden und muss daher regelmäßig mit der Nahrung aufgenommen werden. Er bietet dem Gehirn einen besonderen Schutz, den moderne Forschungen erst langsam zu schätzen beginnen.

Die Myelinscheide schützt unsere Nervenzellen und sorgt dafür, dass elektrische Signale schnell und effizient weitergeleitet werden. Sie können sich die Myelinscheide wie die Isolierung eines Stromkabels vorstellen: Ist sie intakt, funktionieren die Signalübertragungen optimal. Wenn sie jedoch beschädigt wird, können Störungen auftreten.

Wenn Sie Ihrem Gehirn etwas Gutes tun wollen, sollten Sie wissen, in welchen Nahrungsmitteln Vitamin E enthalten ist: in Nüssen (z. B. eine Handvoll Mandeln, Haselnüsse oder Erdnüsse pro Tag reicht), Ölen (Distelöl, Sonnenblumenöl oder Olivenöl zum Kochen verwenden und bedenken, dass das Vitamin beim Erhitzen, Frittieren oder starken Braten verloren geht) und in Tierprodukten (z. B. Milch, Ei und Fleisch).

Kombinationstipp: Um die volle Ladung Vitamin E zu bekommen, kombinieren Sie es mit fettigen Lebensmitteln. Zum Beispiel, indem Sie Nüsse in einen Salat geben, der mit Olivenöl angemacht ist.

VITAMIN C

Vitamin C, auch als »Ascorbinsäure« bekannt, ist nicht nur für unser Immunsystem unverzichtbar, es hat auch eine fundamentale Bedeutung für die Funktion unseres Gehirns. Dieses ist besonders anfällig für Schäden durch freie Radikale, die oxidativen Stress auslösen, und Vitamin C dient als Antioxidans, das die schädlichen Moleküle neutralisiert und so die Zellen vor Schaden bewahrt.

Doch die Aufgabe von Vitamin C beschränkt sich nicht auf seine Schutzfunktion. Es ist maßgeblich an der Synthese von wichtigen Neurotransmittern wie Serotonin und Noradrenalin beteiligt. Diese Botenstoffe beeinflussen unsere Stimmung, unterstützen das Gedächtnis und sind essenziell für viele weitere kognitive Prozesse. Ein Mangel an Vitamin C kann das Gleichgewicht dieser Neurotransmitter im Gehirn beeinträchtigen.

Studien haben gezeigt, dass eine adäquate Zufuhr von Vitamin C mit einer gesteigerten kognitiven Leistung einhergeht. Es fördert die Gesundheit der Blutgefäße und gewährleistet so eine effiziente Versorgung des Gehirns. Eine optimale Durchblutung ist entscheidend für die bestmögliche Funktion unseres Gehirns.

Die gute Nachricht vorab: Es gibt viele wertvolle Vitamin-C-Lieferanten, sodass ein Mangel eher selten ist. Hier sind die besten natürlichen Vitamin-C-Quellen nach ihrem durchschnittlichen Gehalt geordnet:

Paprika (v. a. rote), Schwarze Johannisbeeren, Kiwi, Zitrusfrüchte (z. B. Orange, Mandarine und Grapefruit), Erdbeeren, Brokkoli, Tomate (v. a. reife), dunkelgrünes Blattgemüse (z. B. Spinat und Grünkohl)

VITAMIN B12

Haben Sie sich schon einmal gefragt, welches Vitamin das Superfood für Ihr Gehirn ist? Falls Sie Ihrem Gehirn etwas Gutes tun möchten, sollten Sie Vitamin B12 zu Ihrem besten Freund machen. Es ist der Schlüssel zu einem aktiven und gesunden Geist!

Ich hatte bereits angesprochen, wie wichtig die Myelinscheide für die Nerven ist. Sie sorgt dafür, dass die Nervenimpulse schnell und präzise übermittelt werden. Ohne eine gesunde Myelinscheide könnten sich Erkrankungen wie Multiple Sklerose entwickeln. Vitamin B12 schützt und repariert in Verbindung mit Vitamin D diese wichtige Isolierung. Zudem kann Vitamin B12 vor vorzeitigem Gedächtnisverlust und Demenz bewahren. Insbesondere im goldenen Alter, also ab 65 Jahren, in dem das Gehirn an Volumen verlieren kann, wird eine ausreichende Zufuhr dieses Vitamins entscheidend für Sie.

Das Gehirn ist ziemlich bescheiden und verlangt nicht nach großen Mengen. Gute Vitamin-B12-Lieferanten sind:

Leber (insbesondere eine Portion vom Rind kann weit über den Tagesbedarf eines Erwachsenen hinausgehen), Schalentiere (Muscheln und Austern), Niere (besonders von Lamm und Rind), Fisch (z. B. Makrele, Hering, Sardine, Thunfisch), Fleisch (besonders von Lamm und Rind), Geflügel (z. B. Huhn und Truthahn enthalten geringere Mengen verglichen mit rotem Fleisch), Milch und Milchprodukte, Ei (v. a. das Eigelb)

Wenn Sie **vegetarisch** oder **vegan** leben, kennen Sie vermutlich die Bedenken hinsichtlich des Vitamin-B12-Konsums. Da das Vitamin überwiegend aus tierischen Quellen kommt, könnte es auf den ersten Blick so aussehen, als wäre es eine Herausforderung, genug davon zu sich zu nehmen. Aber keine Sorge! Es gibt zahlreiche Möglichkeiten, den Vitamin-B12-Bedarf zu decken, zum Beispiel durch:

- **B12-angereicherte Lebensmittel** (verschiedene Pflanzenmilchsorten wie Sojamilch oder Mandelmilch, pflanzliche Joghurtsorten, bestimmte Frühstückscerealien, Fleischersatzprodukte mit B12-Zusatz)
- **Nahrungsergänzungsmittel** (Tabletten, Kapseln, Flüssigkeiten)
- **B12-Sprays** (Das Vitamin wird direkt über die Mundschleimhaut aufgenommen.)
- **B12-Injektionen** (bei schwerem Mangel oder Absorptionsproblemen – bitte stets unter medizinischer Aufsicht verwenden!)
- **Probiotika:** In einigen Studien wird aktuell erforscht, ob bestimmte probiotische Bakterien in der Lage sind, Vitamin B12 zu produzieren.
- **Algen und Spirulina:** Während sie oft als B12-Quellen angepriesen werden, ist Vorsicht geboten. Viele dieser Produkte enthalten B12-Analoga, die nicht effektiv vom Körper genutzt werden können.

Es gibt verschiedene Möglichkeiten, Vitamine herzustellen. Bei den B-Vitaminen kommen diese 2 Varianten zum Einsatz:

- **Synthetische Herstellung:** Hier werden die Vitamine mit einem chemischen Syntheseverfahren industriell produziert.
- **Biotechnologische Verfahren:** Die Vitamine werden mithilfe von Mikroorganismen durch Fermentation gewonnen. Dabei werden die Mikroorganismen unter optimalen Bedingungen im Fermenter kultiviert, das gewünschte Vitamin wird von ihnen produziert, aus der Fermentationsbrühe extrahiert und anschließend gereinigt.

Das Algen-Rätsel

Früher wurde angenommen, dass Vitamin B12 nur in tierischen Produkten vorkommt. Doch neueste Erkenntnisse zeigen: Algen könnten die pflanzliche Antwort sein! Dabei ist jedoch Vorsicht geboten, denn nicht alle Algen sind gleich. Viele enthalten sogenannte B12-Analoga, die zwar wie das echte B12 aussehen, dem Körper aber keinen wirklichen Nutzen bringen. Es ist, als würden Sie ein Taxi mit einer Schaufensterpuppe besetzen und erwarten, dass sie Sie ans Ziel fährt.

Die Chlorella-Alge zum Beispiel ist eine anerkannte B12-Quelle, die Debatte um die Nori-Alge hingegen bleibt noch offen. Egal, wofür Sie sich entscheiden, achten Sie dabei immer auf Bio-Qualität. Es wäre schade, wenn die winzige Alge durch eine sterile Umgebung in der Zuchtfarm ihr B12-Potenzial verliert.

Übungen und Aktivitäten

Die oft übersehenen Auswirkungen von Sport auf das Gehirn

In unserer schnelllebigen Welt wird Gesundheit oft mit Diäten und Lebensstil-Moden gleichgesetzt, unter anderem über Fitness-Trends wie Crossfit, Wellness-Praktiken wie Detox-Kuren oder auch die Nutzung bestimmter Apps zur Gesundheitsüberwachung. Aber eines der wertvollsten Instrumente, die wir für unsere Gesundheit nutzen können, ist so alt wie die Menschheit selbst: regelmäßige körperliche Aktivität. Denn beim Sport geht es nicht nur um Muskeln und Ausdauer – er hat auch erstaunliche Auswirkungen auf eines unserer wichtigsten Organe: das Gehirn.

Sport treiben bedeutet mehr, als nur den Körper in Form zu bringen. Es verbessert unter anderem die Durchblutung, einschließlich des Gehirns. Dadurch bekommt das Gehirn mehr Sauerstoff und Nährstoffe, was zu einer gesteigerten Leistung und Gesundheit führt. Wer hätte gedacht, dass ein schneller Lauf oder ein Sprung ins Schwimmbecken die Gehirnfunktion verbessern kann?

Darüber hinaus fördert die Bewegung das Wachstum neuer Neuronen und Verbindungen im Gehirn, besonders im Bereich des Hippocampus, der für das Gedächtnis und das Lernen zuständig ist. Dieser Prozess, auch bekannt als »Neuroplastizität«, unterstützt die kognitiven Fähigkeiten und kann einen tiefgreifenden Einfluss auf die Art und Weise haben, wie wir denken und lernen.

Aber welche Sportarten sind am besten für Ihr Gehirn geeignet? Die Antwort mag Sie überraschen, da es nicht nur um Intensität und Muskelkraft geht.

Ausdauersport (Joggen, Schwimmen oder Fahrradfahren): Ausdauersport ist nicht nur gut für das Herz, sondern auch für das Gehirn. Durch die Steigerung der Durchblutung und die Förderung von Wachstumsfaktoren trägt er zur Neuroplastizität bei.

Tanzen: Tanzen verbindet körperliche Anstrengung mit mentaler Stimulation. Die Herausforderung der Koordination, des Rhythmus und des Gedächtnisses fördert die geistige Fitness.

Tennis und andere Rückschlagsportarten: Schnelle Reaktionen sowie Auge-Hand-Koordination sind hier der Schlüssel. Diese Sportarten fordern sowohl den Körper als auch den Verstand.

Kampfkünste: Durch die Kombination von physischer Aktivität, mentaler Disziplin und strategischem Denken bieten Kampfkünste wie Karate oder Tai-Chi ein ganzheitliches Training, das das Gehirn auf verschiedene Weise stärkt. Durch den Zweikampf, auch »Sparring« oder »Kumite« genannt, verbessert sich auch Ihre Auge-Hand-Koordination sowie Ihre Reaktionsfähigkeit. Zu harter Kontakt mit dem Kopf wirkt sich allerdings ungünstig auf Ihre geistigen Fähigkeiten aus.

DIE AUGEN

DAS FENSTER ZUR WELT

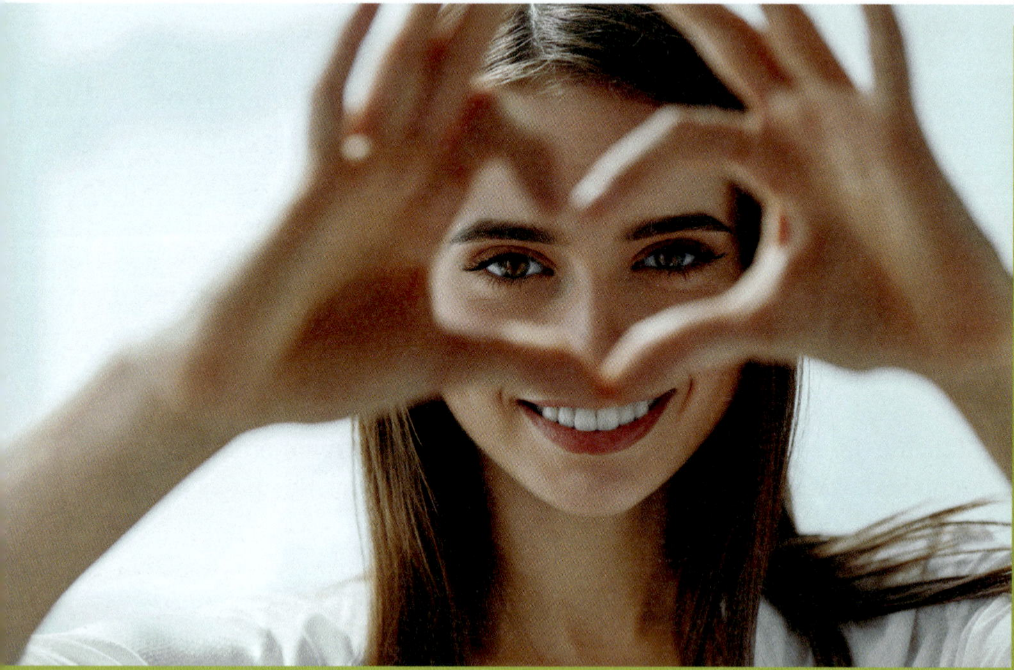

Jeden Morgen, wenn Sie aufwachen, erhalten Sie ein großes Geschenk. In dem Moment, in dem Sie Ihre Augen öffnen, entfaltet sich ein Kaleidoskop aus Farben, Formen und Bewegungen und ermöglicht Ihnen, die Welt in all ihrer Schönheit zu erfassen. Doch wie oft halten Sie inne und denken über das unglaubliche Instrument nach, das Ihnen all das ermöglicht?

WISSENSWERTES ÜBER DIE AUGEN

Die Augen faszinieren die Menschheit seit jeher. In vielen Kulturen wird ihnen bis heute eine symbolische Bedeutung beigemessen. So war es in der römischen Mythologie die Göttin Lucina, die den Neugeborenen die Augen öffnete, wodurch jene »das Licht der Welt erblickten«. Aber auch Redewendungen wie »Augen sind das Fenster zur Seele« oder »Können diese Augen lügen?« sind weit verbreitet.

Die Anatomie der Augen

Der Augapfel wird in 3 Schichten unterteilt: die äußere, die mittlere und die innere Augenhaut.

Die **äußere Augenhaut** besteht aus der **Lederhaut** (Sklera) und der **Hornhaut** (Kornea). Die Lederhaut ist die weiße, feste Hülle, die dem Auge Form und Stabilität verleiht. Die Hornhaut ist der transparente vordere Teil des Auges, durch den das Licht eintritt. Sie bricht im Zusammenspiel mit der Linse das Licht und bündelt es.

Die **mittlere Augenhaut** umfasst die **Aderhaut** (Choroidea), den **Ziliarkörper** und die **Regenbogenhaut** (Iris). Die Aderhaut ist reich an Blutgefäßen und versorgt das Auge mit Nährstoffen und Sauerstoff. Der Ziliarkörper enthält Muskeln, die um die Linse herumziehen und so die Form der Linse verändern können. Wenn wir etwas in der Nähe ansehen, ziehen sich die Ziliarmuskeln zusammen. Dadurch wölbt sich die Linse und wird dicker. Die Iris, der farbige Ring um die Pupille, reguliert die Menge des einfallenden Lichts, indem sie die Pupillenöffnung erweitert oder verengt.

Die **innere Augenhaut** bildet die **Netzhaut** (Retina), auf der das einfallende Licht in Nervenimpulse umgewandelt wird. Die Netzhaut enthält 2 Arten von Fotorezeptoren: die Stäbchen und die Zapfen. Die Stäbchen sind verantwortlich für das Sehen bei schwachem Licht. Sie ermöglichen uns, in der Dämmerung oder bei Mondschein Formen und Bewegungen wahrzunehmen, allerdings ohne Farben. Die Zapfen sind bei hellem Licht aktiv und unerlässlich für das Farbsehen. Dank ihnen können wir die Vielfalt einer Blumenwiese oder die Schattierungen eines Gemäldes bewundern.

In der Mitte der Netzhaut liegt die **Makula,** auch als »Gelber Fleck« bekannt. Mit einem Durchmesser von etwa 5 Millimetern ist sie der Bereich des schärfsten Sehens.

Der Raum zwischen Linse und Netzhaut ist mit dem **Glaskörper** gefüllt, einer gelartigen Substanz, die dem Auge seine Form gibt und das Licht zur Netzhaut leitet.

Von außen schützt das **Augenlid** das Auge vor Fremdkörpern und übermäßigem Lichteinfall. Die **Bindehaut** (Konjunktiva) bedeckt die Vorderseite des Auges außer der Hornhaut sowie die Innenseite des Lids, was ein reibungsloses Gleiten des Lids über das Auge ermöglicht.

Die **Tränendrüsen** befinden sich im oberen äußeren Bereich der Augenhöhle unter dem Augenlid. Sie liegen in einer kleinen Vertiefung, die »Fossa glandulae lacrimalis« genannt wird. Die Drüsen stellen Tränenflüssigkeit her, die über feine Kanäle auf die Augenoberfläche gelangt. Diese Flüssigkeit hält das Auge feucht, schützt es, spült den Schmutz weg, gleicht kleine Unebenheiten auf der Hornhaut aus und versorgt diese mit Nährstoffen.

Jeder Augapfel wird von 6 kleinen **Augenmuskeln** bewegt, die es ermöglichen, die Augen zu allen Seiten zu bewegen. Das Gehirn koordiniert die Bewegungen dieser Muskeln in beiden Augen gleichzeitig. Wenn wir unseren Blick auf etwas richten, senden spezielle Nervenbahnen Signale an die Augenmuskeln, damit beide Augen sich exakt auf denselben Punkt ausrichten. Diese Koordination ist wichtig für eine dreidimensionale Sicht. Wenn die Augen nicht richtig zusammenarbeiten – zum Beispiel bei Menschen, die schielen –, kann das Gehirn die unterschiedlichen Bilder nicht korrekt zusammenfügen. Das kann zu Doppelbildern führen.

DIE MAGIE DES SEHENS – WIE LICHT ZU BILDERN WIRD

Haben Sie sich schon einmal gefragt, wie »Sehen« funktioniert? Als Kind habe ich mir diese Frage oft gestellt. Mein Vater, der damals ein begeisterter Hobbyfotograf war, hat es mir dann anhand seiner alten Nikon-Kamera erklärt:

»Stelle dir vor, dein Auge funktioniert wie eine Kamera. Wenn du etwas anschaust, trifft das Licht von diesem Objekt auf dein Auge, ähnlich wie Licht durch das Objektiv einer Kamera kommt.

Zuerst trifft das Licht auf die Hornhaut, die vordere, klare Schicht deines Auges. Die Hornhaut sammelt und bündelt es. Danach gelangt das Licht durch die Pupille – das ist das schwarze Loch in der Mitte deines Auges. Der farbige Ring um die Pupille, die Iris, funktioniert wie eine Kamerablende. Sie regelt, wie viel Licht ins Auge kommt: Bei Helligkeit wird die Pupille kleiner, bei Dunkelheit größer.

Hinter der Pupille liegt die Linse. Sie hilft dabei, Objekte scharf zu sehen, egal, ob sie nah oder weit entfernt sind, ähnlich wie der Fokus einer Kamera.

Das Licht wird schließlich auf die Netzhaut gelenkt, die sich hinten im Auge befindet. Sie ist wie der Kamerafilm: Sie fängt das Licht auf und wandelt es in elektrische Signale um. Diese Signale werden an dein Gehirn geschickt, das daraus ein Bild macht. So kannst du sehen, was um dich herum passiert – fast wie eine Kamera, die ein Foto aufnimmt.«

An dieser Stelle ist es einmal an der Zeit, mich bei meinen Eltern für ihre Geduld zu bedanken. Ich habe nämlich sehr, sehr viele Fragen gestellt.

Besondere Merkmale: Die Geheimnisse der Augen

Der blinde Fleck – die unsichtbare Zone: Der blinde Fleck ist eine bestimmte Stelle auf der Netzhaut (Retina), an der der Sehnerv das Auge verlässt und zum Gehirn führt. Hier gibt es keine lichtempfindlichen Zellen (Fotorezeptoren), die Lichtsignale aufnehmen könnten. Deshalb können wir Licht, das auf diesen Bereich fällt, nicht wahrnehmen.

Obwohl jeder Mensch diesen blinden Fleck besitzt, merken wir im Alltag nichts davon. Das liegt daran, dass unser Gehirn die fehlenden Informationen ergänzt. Es nutzt Informationen aus dem anderen Auge und aus der Umgebung, um ein vollständiges Bild zu erzeugen. So entsteht für uns der Eindruck eines lückenlosen Sichtfeldes.

Farbensehen – ein Regenbogen im Kopf: Menschen besitzen das trichromatische Sehen. Das bedeutet, dass wir 3 verschiedene Arten von Zapfen für Rot, Grün und Blau besitzen. Durch die Kombination der 3 Farben können wir über 2 Millionen Farbtöne wahrnehmen. Das ist der Grund, warum wir so empfindlich auf Farbnuancen reagieren und warum ein Sonnenuntergang uns in Staunen versetzt.

Räumliches Sehen – die dritte Dimension: Unsere Augen sitzen leicht versetzt. Das ermöglicht es uns, räumlich (binokular) zu sehen, wodurch wir ein dreidimensionales Bild unserer Umgebung erhalten und zum Beispiel Entfernungen abschätzen können. So können wir einen Ball fangen oder sicher die Treppe hinuntersteigen.

Wenn das Sehen zum Problem wird

Auch wenn unsere Augen wahre Meisterwerke sind, kann es zu Problemen kommen, die unser Sehvermögen beeinträchtigen und Sehfehler begünstigen. Hier sind einige häufige Fehlsichtigkeiten:

KURZSICHTIGKEIT (MYOPIE)

Bei dieser Fehlsichtigkeit können Menschen nahe Objekte deutlich sehen, entfernte Gegenstände erscheinen jedoch verschwommen. Sie können zum Beispiel ein Buch problemlos lesen, aber Straßenschilder sind unscharf.

Mögliche Ursachen:

- **Augenlänge:** Der Augapfel ist zu lang.
- **Brechkraft des Auges:** Die Hornhaut oder die Linse bricht das Licht zu stark.

Was passiert im Auge?

Das Licht, das ins Auge fällt, wird vor der Netzhaut fokussiert. Die Netzhaut ist die lichtempfindliche Schicht im hinteren Teil des Auges, die Bilder aufnimmt und Signale an das Gehirn sendet. Wenn das Licht nicht genau auf der Netzhaut gebündelt wird, erscheint das Bild unscharf.

Behandlungsmöglichkeiten:

- **Brille oder Kontaktlinsen:** Sie verwenden spezielle Linsen, die das Licht so umleiten, dass es korrekt auf die Netzhaut fällt.
- **Laserchirurgie:** Verfahren wie LASIK (Laser-in-situ-Keratomileusis) können die Form der Hornhaut ändern, um das Licht richtig zu fokussieren.

WEITSICHTIGKEIT (HYPEROPIE)

Menschen mit Weitsichtigkeit können entfernte Objekte klar sehen, haben aber Schwierigkeiten, nahe Dinge deutlich zu erkennen. Das Lesen eines Buches kann anstrengend sein, während das Betrachten eines weit weg stehenden Baumes problemlos möglich ist.

Mögliche Ursachen:

- **Augenlänge:** Der Augapfel ist zu kurz.
- **Brechkraft des Auges:** Die Hornhaut oder die Linse bricht das Licht zu schwach.

Was passiert im Auge?
Das Licht wird hinter der Netzhaut fokussiert. Dadurch entsteht ein unscharfes Bild von Objekten, die sich in der Nähe befinden.

Behandlungsmöglichkeiten:

- **Brille oder Kontaktlinsen:** Sie verwenden spezielle Linsen, die das Licht stärker brechen und so den Fokus auf die Netzhaut verlagern.
- **Laserchirurgie:** Auch hier kann mit einer bestimmten Methode die Form der Hornhaut angepasst werden, um das Licht korrekt zu fokussieren.

HORNHAUTVERKRÜMMUNG (ASTIGMATISMUS)

Astigmatismus führt dazu, dass Bilder verzerrt oder verschwommen erscheinen, gleich, ob die Objekte nah oder fern sind. Linien, die gerade sein sollten, können gebogen oder schief erscheinen.

Mögliche Ursachen:

- **Ungleichmäßige Hornhautverkrümmung:** Die Hornhaut hat nicht die typisch runde Form, sondern ist in einer Richtung stärker gekrümmt als in der anderen, ähnlich wie ein Rugbyball im Vergleich zu einem Fußball.
- **Linsenverformung:** In einigen Fällen kann auch die Linse ungleichmäßig geformt sein.

Was passiert im Auge?

Durch die ungleichmäßige Form der Linse werden Lichtstrahlen in unterschiedliche Richtungen gebrochen, was zu einem verzerrten oder unscharfen Bild auf der Netzhaut führt.

Behandlungsmöglichkeiten:

- **Zylinderbrille:** Ihre speziellen, zylindrisch geschliffenen Gläser korrigieren die unregelmäßige Form der Hornhaut, sodass das Licht wieder korrekt auf der Netzhaut gebündelt wird.
- **Torische Kontaktlinsen:** Mit den sogenannten Zylinderlinsen wird das Licht nur in einer Achse gebrochen. Sie sind speziell für Menschen mit Astigmatismus entwickelt.
- **Laserchirurgie:** Die Hornhautform kann angepasst werden, um die Brechung des Lichts zu normalisieren.

SCHIELEN (STRABISMUS)

Schielen, auch »Strabismus« genannt, ist eine Fehlstellung der Augen, bei der die beiden Blickachsen nicht parallel zueinander verlaufen. Während ein Auge direkt auf ein Objekt fokussiert, weicht das andere ab – nach innen, außen, oben oder unten.

Mögliche Ursachen:

- **Fehlsteuerung der Augenmuskeln:** Es kann ein Ungleichgewicht oder eine Störung in der Steuerung der 6 Augenmuskeln vorliegen.
- **Refraktionsfehler (Fehlsichtigkeiten):** Weitsichtigkeit, Kurzsichtigkeit oder Astigmatismus können Schielen begünstigen.
- **Sehschwäche eines Auges (Amblyopie):** Wenn ein Auge schlechter sieht, kann es die korrekte Ausrichtung verlieren.
- **Erkrankungen:** Neurologische Erkrankungen wie Störungen im Gehirn (Schädigungen der Sehbahnen oder Hirnnerven) oder systemische Erkrankungen wie Schilddrüsenerkrankungen sowie Diabetes können indirekt Schielen verursachen.
- **Weitere Faktoren:** familiäre Vererbung, Unfälle oder Traumata, Infektionen oder Tumore

Was passiert im Auge?

Im Normalfall arbeiten unsere Augen zusammen, um ein einziges, klares Bild zu erzeugen. Beim Schielen entsteht durch die Abweichung der Blickachsen jedoch ein doppeltes Bild. Das kann das Gehirn nicht verarbeiten, daher blendet es das Bild des schielenden Auges aus. Dadurch kann sich eine dauerhafte Sehschwäche im betroffenen Auge entwickeln, was das räumliche Sehen stört.

Behandlungsmöglichkeiten:

- **Brille oder Kontaktlinsen:** Bei Fehlsichtigkeit kann die Korrektur mit einer Brille helfen, die Augen auszurichten. Dazu werden sogenannte Prismengläser genutzt, die das einfallende Licht so umlenken, dass die Bilder, die von beiden Augen wahrgenommen werden, optisch aufeinander abgestimmt werden. Es entsteht ein Seheindruck, als würden die Augen parallel schauen, auch wenn das physisch nicht der Fall ist.

- **Augenpflastertherapie (Okklusionstherapie):** Durch ein Augenpflaster über dem stärkeren Auge wird das schwächere gezwungen, aktiv zu arbeiten. Die Entwicklung der Sehfähigkeit des schwächeren Auges wird gefördert, und das beidäugige Sehen wird unterstützt.
- **Operation:** Bei dauerhaften Fehlstellungen können die Augenmuskeln chirurgisch angepasst werden, um die Augenachsen zu korrigieren.
- **Botox-Injektionen:** Botulinumtoxin blockiert vorübergehend die Nervenimpulse, die die Muskeln ansteuern. Dadurch wird der behandelte Muskel geschwächt oder vollständig entspannt. Diese Wirkung kann genutzt werden, um das Gleichgewicht zwischen den Augenmuskeln wiederherzustellen. Das Verfahren kommt bei plötzlich auftretendem Schielen (zum Beispiel nach einem Unfall oder durch neurologische Erkrankungen) zum Einsatz.

Besonders bei Kindern sind regelmäßige augenärztliche Untersuchungen wichtig, um Schielen frühzeitig zu erkennen und zu behandeln.

GRAUER STAR (KATARAKT)

Der graue Star ist eine allmähliche Trübung der Linse im Auge, die wie ein beschlagenes Fenster zu verschwommenem Sehen führt.

Mögliche Ursachen:

- **Alterungsprozess:** Am häufigsten entsteht der graue Star im Rahmen des natürlichen Alterungsprozesses.
- **Weitere Faktoren:** Verletzungen, bestimmte Medikamente, langjährige UV-Licht-Exposition oder Erkrankungen wie Diabetes mellitus (Zuckerkrankheit) können die Entwicklung beschleunigen.

Was passiert im Auge?
Die getrübte Linse lässt das Licht nicht mehr ungehindert zur Netzhaut durch. Dadurch wird das Bild unscharf, Farben verblassen, und es kann zu erhöhter Blendempfindlichkeit kommen, besonders bei hellem Licht oder beim Autofahren im Dunkeln.

Behandlungsmöglichkeiten:

- **Operation:** Die trübe Linse wird entfernt und durch eine künstliche ersetzt. Dieser Eingriff ist sehr häufig und hat eine hohe Erfolgsquote.

GRÜNER STAR (GLAUKOM)

Der grüne Star ist eine Erkrankung, bei der der **Sehnerv,** der die Informationen vom Auge zum Gehirn überträgt, zunehmend geschädigt wird. Ohne Behandlung kann der grüne Star zum Verlust des Sehvermögens führen.

Mögliche Ursachen:

- **Erhöhter Augeninnendruck:** Oft entsteht ein zu hoher Druck im Inneren des Auges, weil die Augenflüssigkeit nicht richtig abfließen kann. Der Druck auf den Sehnerv und ihn schädigen.
- **Durchblutungsstörungen:** In einigen Fällen ist die Durchblutung des Sehnervs beeinträchtigt.

Was passiert im Auge?
Hoher Augeninnendruck: Zu hoher Augeninnendruck entsteht, wenn das Kammerwasser nicht richtig abfließen kann. Normalerweise geschieht der Abfluss über das Trabekelmaschenwerk und den Schlemm-Kanal im Kammerwinkel. Blockaden oder Verengungen dieses Systems – etwa durch altersbedingte Veränderungen, Entzündungen, Verletzungen, genetische Faktoren oder Verengungen beim Engwin-

kelglaukom – können den Druck erhöhen. Ablagerungen oder Narben im Trabekelmaschenwerk können den Abfluss auch behindern.

Durchblutungsstörungen: Der Sehnerv benötigt eine stabile Versorgung mit Sauerstoff und Nährstoffen, die über feine Blutgefäße erfolgt. Durchblutungsstörungen entstehen häufig durch Bluthochdruck, Diabetes oder Arteriosklerose. Auch eine gestörte Druckregulation im Auge kann die Blutversorgung beeinträchtigen und zu Sauerstoffmangel führen, der die Nervenfasern schädigt. Selbst bei normalem Augeninnendruck kann eine schlechte Durchblutung ein Normaldruckglaukom verursachen, bei dem der Sehnerv allmählich geschädigt wird.

Behandlungsmöglichkeiten:

- **Augentropfen:** Medikamente in Form von Tropfen können den Augeninnendruck senken.
- **Laserbehandlung:** Ein Laser kann helfen, den Abfluss der Augenflüssigkeit zu verbessern.
- **Operation:** In manchen Fällen ist ein chirurgischer Eingriff notwendig, um den Druck zu reduzieren.

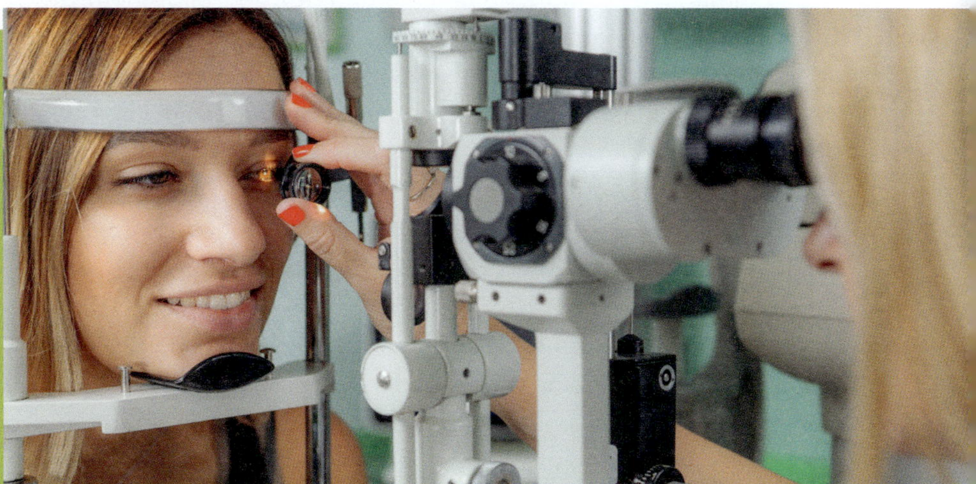

FÜR DIE GESUNDHEIT DER AUGEN

Die 20/20/20-Regel

Heutzutage verbringen wir viele Stunden am Computer, Smartphone oder Tablet. Ob bei der Arbeit, zu Hause oder unterwegs, unsere Augen sind ständig auf Bildschirme gerichtet. Das kann dazu führen, dass die Augen müde werden und anfangen, zu schmerzen. Glücklicherweise gibt es eine einfache Methode, solchen Problemen vorzubeugen: die 20/20/20-Regel.

Nach der 20/20/20-Regel sollten Sie alle 20 Minuten eine Pause machen und für 20 Sekunden auf etwas blicken, was 20 Fuß (etwa 6 Meter) entfernt ist.

Durch die regelmäßigen Unterbrechungen kann sich die Muskulatur in Ihren Augen, die zur Fokussierung auf den Bildschirm benötigt wird, entspannen. Sie helfen auch, die Symptome des Computer-Vision-Syndroms (auch »digitale Augenbelastung« genannt) zu vermindern, zum Beispiel trockene Augen, Kopfschmerzen, verschwommenes Sehen.

Ein klarer Blick auf das Rauchen

Es ist immer eine gute Idee, mit dem Rauchen aufzuhören. Das gilt nicht nur für Ihre allgemeine Gesundheit, sondern im Speziellen auch für Ihre Augen. Der Konsum von Tabak ist mit einem erhöhten Risiko verbunden, an bestimmten Augenleiden zu erkranken oder sogar die Sehkraft zu verlieren:

Grauer Star: Eine vorzeitige Linsentrübung kommt bei Rauchern häufiger vor. Bei jedem Zug an einer Zigarette nimmt der Körper giftige Substanzen wie Blei, Cadmium und Kupfer auf. Diese schädlichen Substanzen können die Augenlinse beeinträchtigen und zu einer Trübung führen, die das Sehen erschwert.

Grüner Star: Das Glaukom ist eine Erkrankung, bei der meist der Druck im Inneren des Auges erhöht ist, was zu irreparablen Schäden an den Sehnerven und sogar zur Erblindung führen kann. Studien haben gezeigt, dass bei Rauchern das Risiko erhöht ist, am Glaukom zu erkranken. Gründe könnten die verringerte Durchblutung sowie die schädliche Wirkung von Nikotin auf die Augenstruktur sein.

Makuladegeneration: Die Makuladegeneration betrifft das Netzhautgewebe im Auge und kann im fortgeschrittenen Stadium zur Erblindung führen. Forscher und Forscherinnen haben festgestellt, dass Raucher doppelt so häufig davon betroffen sind wie Nichtraucher. Die Erkrankung zersetzt allmählich den Gelben Fleck, den Bereich des schärfsten Sehens, was den Alltag drastisch verändert.

Sicher in der Sonne: Warum die Augen UV-Schutz benötigen

Dass Sie sich mit Sonnencreme eincremen sollten, bevor Sie in die Sonne gehen, ist selbstverständlich. Doch nicht nur Ihre Haut, auch Ihre Augen können einen »Sonnenbrand« bekommen, durch den die Netzhaut geschädigt wird. Zu den bekanntesten Folgeschäden übermäßiger UV-Exposition gehören der graue Star und die Makuladegeneration. Die Konsequenzen sind nicht zu unterschätzen, daher sollten Sie Ihre Augen dringend vor übermäßigem UV-Licht schützen!

Schutz durch Sonnenbrille: Durch das Tragen einer Sonnenbrille können Sie Netzhautschäden vorbeugen. Wichtig ist, dass die Gläser über einen UV-Schutz verfügen. Dieser filtert die gefährlichen UV-Strahlen und hilft, die Augen vor Langzeitschäden zu bewahren.

Wie ein bekannter Spruch sagt: »It's never too dark to be cool.« Investieren Sie in eine gute Sonnenbrille mit UV-Schutz, und genießen Sie die Sonne verantwortungsbewusst.

Vitamine und Nährstoffe

VITAMIN A

Wenn Sie viel am Computer arbeiten oder gern fernsehen, sollten Sie auf eine gute Vitamin-A-Versorgung achten. Ihr Körper benötigt Vitamin A, um Licht in Sinnesreize umzuwandeln, die Ihr Gehirn dann verarbeiten kann. Ein Mangel kann langfristig dazu führen, dass Sie nachtblind werden. Wenn Sie nachts Schwierigkeiten beim Autofahren haben, könnte das ein Hinweis darauf sein, dass Sie mehr Vitamin A zu sich nehmen sollten.

Natürliche Vitamin-A-Lieferanten sind: grünes und gelbes Gemüse (z. B. Karotte, Kürbis, Spinat, Grünkohl) und Ei. Als Nahrungsergänzung können Sie Produkte mit 5000 I.E. (Internationale Einheiten) bis maximal 10000 I.E. wählen.

VITAMIN B

Besonders in stressigen Phasen steigt der Bedarf an B-Vitaminen. Daher ist es sinnvoll, sie als Kombinationspräparat zu sich zu nehmen. Experten empfehlen inzwischen die Infusionstherapie mit B-Vitaminen. Durch die Injektion gelangen die Wirkstoffe über die Blutbahn direkt in alle Bereiche des Körpers und können effektiv die Vitaminspeicher wieder auffüllen.

Hier ist eine Übersicht über die Wirkung der einzelnen B-Vitamine auf Ihre Augen:

Vitamin B1 (Thiamin) ist wichtig für den Energiestoffwechsel der Augenmuskeln und der Netzhaut. Es unterstützt die lichtempfindlichen Zellen der Netzhaut und wirkt antioxidativ, reduziert also oxidativen Stress, wodurch es altersbedingte Augenerkrankungen wie Katarakt vorbeugen kann. Thiamin schützt die Linse vor freien Radikalen und kann so das Risiko eines grauen Stars senken. Bei diabetischer Retinopathie stabilisiert es den Stoffwechsel der Netzhaut und schützt vor Gefäßschäden.

Lebensmittel mit hohem Thiamingehalt sind Vollkornprodukte (z. B. Haferflocken, Vollkornbrot und Naturreis), Hülsenfrüchte (z. B. Linsen, Bohnen und Erbsen), Samen und Nüsse (v. a. Sonnenblumenkerne und Sesam), Schweinefleisch, Kartoffel und Süßkartoffel.

Vitamin B2 (Riboflavin) ist essenziell für die Produktion von Glutathion. Es verbessert die Sehfähigkeit in der Dämmerung und schützt die Linse des Auges vor Schäden durch freie Radikale, die mit der Entstehung von Augenkrankheiten wie Katarakt in Verbindung gebracht werden. Darüber hinaus unterstützt Riboflavin die Gesundheit der Hornhaut und der Bindehaut, wodurch es zur Stabilität und Funktion der äußeren Augenstrukturen beiträgt.

Lebensmittel mit einem hohen Riboflavingehalt sind Milchprodukte (z. B. Milch, Käse und Joghurt), Ei, Fleisch (v. a. Leber, aber auch Rind- und Geflügelfleisch), Fisch (z. B. Makrele und Lachs), grünes Blattgemüse (z. B. Spinat und Brokkoli) und Mandeln.

Vitamin B6 (Pyridoxinhydrochlorid) ist ein wichtiger Nährstoff für die Augengesundheit, da es den Stoffwechsel von Proteinen und Neurotransmittern unterstützt. Die Substanzen sind entscheidend für die Kommunikation zwischen den Augen und dem Gehirn. Darüber hinaus hat das Vitamin entzündungshemmende Eigenschaften. Forscher und Forscherinnen gehen davon aus, dass ein ausreichender Vitamin-B6-Spiegel in Kombination mit Vitamin B12 und Folsäure das Risiko einer altersbedingten Makuladegeneration senken kann. Zudem kann Vitamin B6 Symptome trockener Augen lindern, denn es wirkt beruhigend, schützend und regenerierend.

Lebensmittel mit einem hohen Vitamin-B6-Gehalt sind Geflügel und Fleisch (z. B. Huhn, Pute und Schwein), Fisch (z. B. Thunfisch und Lachs), Kartoffel, Banane, Hülsenfrüchte (z. B. Linsen und Kichererbsen), Vollkornprodukte (z. B. Brot und Getreideprodukte) und Avocado.

Vitamin B12 (Cyanocobalamin) schützt die Netzhaut effektiv vor schädlicher UV-Strahlung. Es ist wichtig für die Funktion des Sehnervs, damit dieser die visuellen Signale optimal vom Auge zum Gehirn weiterleitet. Darüber hinaus fördert Vitamin B12 die Bildung roter Blutkörperchen, was die Sauerstoffversorgung des Auges verbessert und dessen Gewebe gesund hält. Das Vitamin trägt zur Prävention von diabetischer Retinopathie bei, die die Blutgefäße der Netzhaut schädigt. Es fördert die Durchblutung, unterstützt die Regeneration der Nerven und reduziert dadurch das Risiko dieser Erkrankung. Ein Mangel an Vitamin B12 kann Schäden am Sehnerv verursachen und wird mit einer sogenannten Optikusneuropathie (Pilleninfarkt) in Verbindung gebracht, die zu einem fortschreitenden Sehverlust führen kann.

Lebensmittel mit einem hohen Vitamin-B12-Gehalt sind Fleisch (v. a. Leber, Rind- und Schweinefleisch), Fisch und Meeresfrüchte (z. B. Lachs, Hering und Austern), Milchprodukte (z. B. Milch, Käse und Joghurt), Ei angereicherte Lebensmittel (z. B. Sojamilch oder Frühstücksflocken (besonders für Veganer wichtig).

KALZIUM

Kalzium ist ein wichtiger Nährstoff für Knochen und Zähne. Neuere Studien deuten nun darauf hin, dass es auch eine entscheidende Rolle für die Gesundheit unserer Augen spielt.

Mehrere wissenschaftliche Untersuchungen haben gezeigt, dass eine ausreichende Kalziumzufuhr das Risiko von Netzhautablösungen und grünem Star (Glaukom) reduzieren kann. Aber wie genau beeinflusst Kalzium die Gesundheit unserer Augen? Forscher und Forscherinnen fanden heraus, dass es dem Auge Flüssigkeit entziehen kann, was den Augapfel verkürzt. Dieser Mechanismus kann dazu beitragen, das Risiko bestimmter Augenerkrankungen zu verringern, und hat sogar einen positiven Effekt bei Kurzsichtigkeit.

ZEAXANTHIN UND LUTEIN

Zeaxanthin und Lutein sind nicht nur Pflanzenfarbstoffe. Diese beiden Substanzen helfen, altersbedingte Zellschädigungen im Auge zu verhindern, indem sie die lichtempfindlichen Zellen vor dem negativen Einfluss von blauem Licht bewahren.

Beide zählen zu den Carotinoiden (sekundäre Pflanzenstoffe) und treten in der Natur gemeinsam auf. Unser Körper hat einen speziellen Mechanismus entwickelt, um sie in der Makula, dem zentralen Bereich unserer Netzhaut, zu speichern. Diese Anreicherung ist ein klares Zeichen für ihre Bedeutung beim Schutz des Auges.

Mittlerweile gibt es viele Nahrungsergänzungen, die Zeaxanthin und Lutein enthalten. Doch oft ist es gar nicht nötig, auf diese Präparate zurückzugreifen, denn unsere Ernährung bietet reichlich Gelegenheit, genug der Nährstoffe zu konsumieren. Zum Beispiel enthalten 100 Gramm rote Paprika über 2 Milligramm Zeaxanthin und Lutein. Auch grünes Blattgemüse wie Spinat ist ein exzellenter Lieferant.

Ein kleiner Tipp: Kombinieren Sie diese Lebensmittel mit einem gesunden Fett wie Olivenöl, um die Aufnahme der Carotinoide zu optimieren.

Übungen und Aktivitäten

ÜBUNG: Dehnung der Augenmuskeln

Diese Übung wird mithilfe des Tibetischen Rads durchgeführt, eines verwinkelten geometrischen Musters. Indem Sie mit dem Blick den verschiedenen Ecken um das Rad herum folgen, dehnen Sie die Muskulatur Ihrer Augen. Dadurch wird weniger Zug auf den Augapfel ausgeübt, wodurch er wieder in seine ursprüngliche Form zurückkehren kann.

- Halten Sie das Buch im Abstand von etwa 3 Zentimetern vor Ihr Gesicht. Mit der Nasenspitze zielen Sie auf die Mitte des Rades. Falls Sie die Konturen nicht mehr scharf sehen können, ist das kein Problem. Ziel ist es, Ihre Augenmuskeln zu trainieren.

- Halten Sie den Kopf bewegungslos. Beim Einatmen lassen Sie Ihren Blick von der Mitte nach oben wandern und folgen den Konturen des Rads, bis Sie an der Kugel angelangt sind.
- Nach einer kurzen Pause (ca. 2 Sekunden) lassen Sie Ihren Blick auf der rechten Seite entlang der Winkel nach unten wandern. Folgen Sie dann wieder der Kontur nach oben bis zur nächsten Kugel und wieder nach unten.
- Machen Sie die Übung 1-mal im Uhrzeigersinn und anschließend 1-mal entgegengesetzt. Blinzeln Sie zwischendurch, und entspannen Sie sich kurz. Atmen Sie dabei immer ruhig und langsam weiter.

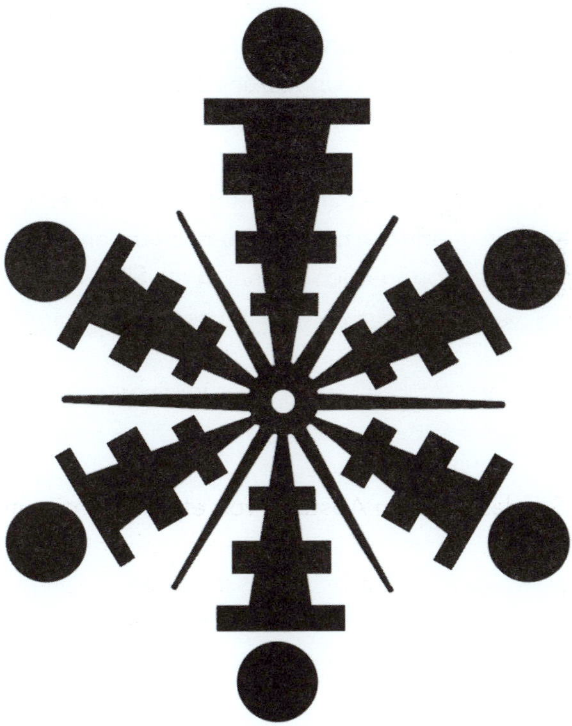

ÜBUNG: Augenfit in wenigen Minuten

Diese Übung eignet sich ideal dafür, Ihre Augen nach langer Bildschirmarbeit zu entspannen und Ihre Augenmuskeln zu lockern:

- Halten Sie Ihren Daumen so, dass der Nagel etwa 4 bis 5 Zentimeter mittig vor Ihren Augen ist.
- Bewegen Sie Ihren Daumen langsam nach oben, und folgen Sie ihm mit den Augen. Wichtig: Ihr Kopf bleibt dabei still!
- Bewegen Sie Ihren Daumen wieder langsam nach unten, und folgen Sie ihm erneut mit den Augen.
- Nun bewegen Sie Ihren Daumen in einer Halbkreisform, ähnlich wie die Zeiger einer Uhr. Stellen Sie sich vor, Sie würden ihn von 6 Uhr (unten) zu 12 Uhr (oben) wandern lassen.
- Legen Sie eine kurze Pause ein, um Arm und Augen zu entspannen.
- Führen Sie die Halbkreisbewegung in die entgegengesetzte Richtung aus, also von 12 Uhr zurück zu 6 Uhr.
- Atmungs-Tipp: Damit Sie sich besser auf die Übung konzentrieren können, kombinieren Sie die Bewegungen mit Ihrer Atmung. Atmen Sie ein, wenn Sie mit den Augen nach oben schauen, und atmen Sie wieder aus, wenn Sie nach unten schauen.
- Machen Sie die Übung noch einmal in die andere Richtung.

DIE ZÄHNE

FÜR EIN STRAHLENDES LÄCHELN

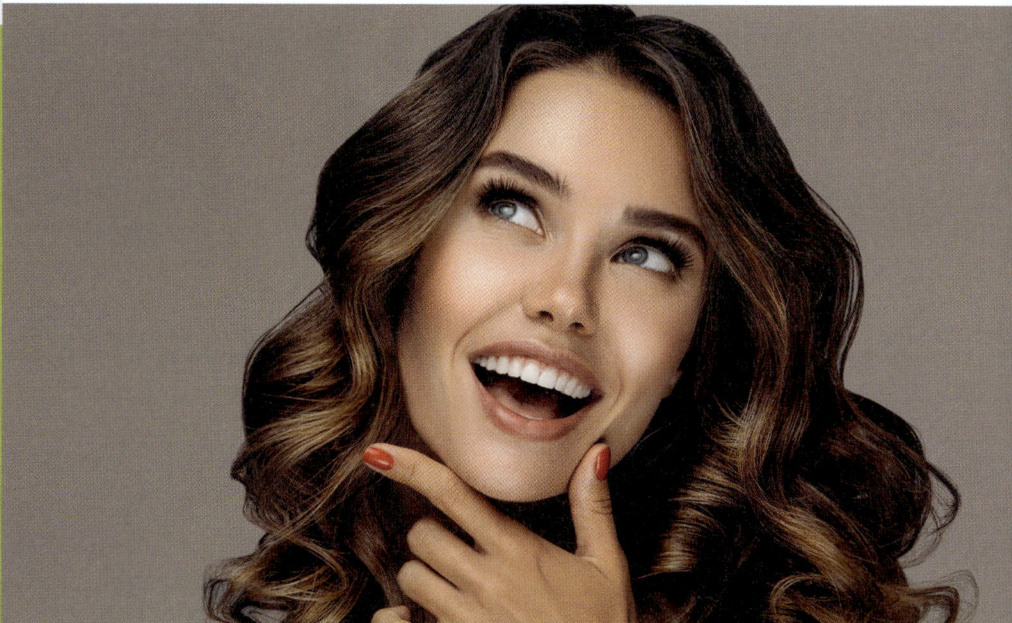

Die Zähne bergen Geheimnisse, die viele überraschen dürften. Wussten Sie zum Beispiel, dass der Zahnschmelz das härteste Material im menschlichen Körper ist? Oder dass die ersten Zahnansätze in Fischen von vor über 400 Millionen Jahren zu finden sind? Zähne haben nicht nur den Dinosauriern geholfen, ihre Beute zu reißen und zu zerkleinern, sie spielen auch in unserer modernen Kultur eine zentrale Rolle. Doch oft schenken wir ihnen nicht die Aufmerksamkeit, die sie verdienen.

WISSENSWERTES ÜBER DIE ZÄHNE

Obwohl sie so hart sind, können Säuren aus bestimmten Lebensmitteln (zum Beispiel Zitrusfrüchten) unseren Zähnen schaden. In ihrer Komplexität sind Zähne weit mehr als bloße Kauwerkzeuge – sie sind Fenster in unsere Vergangenheit, Indikatoren für unsere Gesundheit und Zeugen unserer Evolution. Von der Nahrungsaufnahme über die Sprachbildung bis hin zum ästhetischen Erscheinungsbild: Unsere Zähne beeinflussen unser Wohlbefinden und unsere Gesundheit auf vielfältige Weise.

Zahnschmelz – Das härteste Gewebe im menschlichen Körper

Die äußere Schicht der Zähne ist wie eine Krone. Sie besteht zu 96 Prozent aus Mineralien, hauptsächlich aus Hydroxylapatit, einem Kristall, das extreme Härte verleiht. Tatsächlich ist Zahnschmelz sogar härter als Knochen.

Doch trotz seiner außergewöhnlichen Härte ist der Zahnschmelz nicht unverwundbar. Säuren, die durch den Abbau von Zucker durch Bakterien im Mund entstehen, können ihn angreifen und Karies verursachen. Dieser Prozess wird »Demineralisierung« genannt. Um den Schaden zu beheben, ist oft eine Behandlung beim Zahnarzt nötig. Denn im Gegensatz zu Knochen oder Hautgewebe besitzen Zähne nicht die Fähigkeit der Selbstheilung, da sie keine lebenden Zellen enthalten, die zur Regeneration notwendig wären. Das bedeutet, dass Schäden wie Karies oder Verletzungen dauerhaft sind und durch zahnärztliche Behandlungen versorgt werden müssen.

Zähne sind einzigartig – wie Fingerabdrücke

Jeder Mensch hat ein individuelles Zahnprofil, das so unverwechselbar ist wie ein Fingerabdruck. Für verschiedene Bereiche wie die Kriminalistik oder die Forensik ist diese Tatsache entscheidend. Zahnärzte und Ermittler können anhand des Zahnprofils einer Person deren Identität feststellen. Dieses besteht aus der Anordnung, Größe und Form der Zähne sowie der Verteilung von Füllungen und anderer Zahnersatzlösungen.

Doch warum ist das so? Form und Struktur der Zähne hängen von vielen Faktoren ab, einschließlich der Genetik, der Ernährung und sogar der Gewohnheiten, die wir im Laufe unseres Lebens entwickeln. Und obwohl unsere Zähne erst einige Monate nach der Geburt sichtbar werden, beginnt ihre Entwicklung bereits während der Schwangerschaft. Schon im zweiten Trimester bilden sich die Zahnknospen im Kiefer des Fötus, aus denen sich später die Milchzähne entwickeln. Deshalb ist es wichtig, dass werdende Mütter auf eine ausreichende Zufuhr von Nährstoffen wie Kalzium und Vitamin D achten, die für die Zahnentwicklung von großer Bedeutung sind. Mangelernährung während der Schwangerschaft kann das Risiko von Zahnproblemen beim Kind erhöhen, einschließlich einer fehlerhaften Entwicklung der Zahnschmelzstruktur.

Das natürliche Gebiss

Wir entwickeln im Laufe unseres Lebens 2 Zahnsätze: das Milchgebiss und das bleibende Gebiss. Der erste Zahnsatz besteht aus 20 Milchzähnen, die normalerweise zwischen dem 6. und 12. Lebensmonat durchbrechen. Diese Zähne sind kleiner und haben dünnere Wurzeln als bleibende Zähne, was dazu beiträgt, dass sie später leicht ausfallen.

Ab etwa dem 6. Lebensjahr beginnen die Milchzähne, sich zu lösen, und werden durch bleibende Zähne ersetzt. Das vollständige bleibende Gebiss umfasst 32 Zähne inklusive der Weisheitszähne. Das sind die hintersten Backenzähne, die normalerweise im Alter zwischen 17 und 25 Jahren durchbrechen. Viele Menschen haben heutzutage nicht genug Platz im Kiefer, um diese Zähne problemlos zu integrieren, was zu Problemen führen kann. Das liegt daran, dass sich unsere Ernährungsgewohnheiten im Laufe der Evolution stark verändert haben. Früher benötigten unsere Vorfahren kräftige Kiefer und zusätzliche Backenzähne, um harte Nahrung wie Nüsse, Wurzeln und Fleisch zu zerkleinern. Da moderne Lebensmittel weicher und leichter zu kauen sind, sind unsere Kiefer schmaler geworden und ist die Notwendigkeit der Weisheitszähne gesunken. Viele Menschen lassen ihre Weisheitszähne chirurgisch entfernen, da sie oft schief wachsen oder Entzündungen und Schmerzen verursachen. Tatsächlich haben einige Menschen aufgrund von genetischen Veränderungen keine Weisheitszähne mehr – ein weiteres Beispiel für die Anpassung des menschlichen Körpers im Laufe der Evolution.

FÜR DIE GESUNDHEIT DER ZÄHNE

Zähne sind kein Schweizer Taschenmesser

Mal eben mit den Zähnen die Isolierung eines Stromkabels entfernen oder den hartnäckigen Kabelbinder durchbeißen? Keine gute Idee! Ihre Zähne sind keineswegs dafür gemacht, als Werkzeuge zu dienen. Sie haben sich für das Zerkleinern von Nahrung entwickelt und nicht dafür, Metall, Plastik oder andere harte Materialien zu durchtrennen. Solche Aktionen können erhebliche Schäden verursachen.

Ein befreundeter Zahnarzt berichtete mir einmal, dass er mehrmals im Monat Patienten und Patientinnen behandeln muss, die ihre Zähne auf diese Weise zweckentfremdet haben. Abgebrochene Ecken, gesplitterte Zähne oder sogar Risse in der Zahnstruktur sind häufig die Folge. Solche Schäden erfordern oft aufwendige und kostspielige Reparaturen wie Füllungen, Kronen oder in schlimmeren Fällen sogar Zahnextraktionen.

Wenn Sie also das nächste Mal eine Bierflasche öffnen möchten, greifen Sie lieber zum Flaschenöffner, anstatt Ihre Zähne zu misshandeln. So sparen Sie sich nicht nur Schmerzen, sondern auch einen teuren Zahnarztbesuch.

Die perfekte Zahnreinigungs-ausrüstung

Auch mit der besten Zahnbürste erreichen Sie nicht alle Ecken und Winkel in Ihrem Mund. Daher sind Zahnseide und Interdentalbürsten unverzichtbare Helfer für eine gründliche Reinigung. In den kleinen Zahnzwischenräumen verstecken sich oft Speisereste, wodurch sich das Zahnfleisch entzünden kann. Wenn Bakterien von dort in Ihre Blutbahn gelangen, könnten sie an anderen Stellen im Körper Probleme verursachen. Denken Sie also daran, Ihre Zahnreinigungsausrüstung zu vervollständigen, und schützen Sie Ihre Gesundheit!

Da Sie das vermutlich bei jedem Zahnarztbesuch hören, möchte ich es Ihnen noch einmal als kleines eingängiges Gedicht vorsagen:

»Die beste Zahnbürste, sie strahlt und glänzt,
doch erreicht sie nicht, wo der Schatten grenzt.
Zwischen den Zähnen, da lauern die Reste,
versteckt, unerkannt, kleine Gäste.
Zahnseide und Bürsten, so fein und so schmal,
dringen dort ein in jede Ritze.
Sie fischen heraus, was sich verbirgt,
damit sich nichts entzündet, was im Mund sich verirrt.«

Die Folgen unentdeckter Entzündungen

Entzündungen sind nicht nur ein Alarmsignal dafür, dass etwas in Ihrem Körper nicht stimmt – sie sind auch ein zentraler Abwehrmechanismus Ihres Immunsystems. Bei Verletzungen, einer Infektion oder einer allergischen Reaktion startet der Körper einen komplexen Reparaturprozess. Das, was Sie als rote, geschwollene und schmerzhafte Stelle wahrnehmen, ist in Wirklichkeit eine koordinierte Immunreaktion, die darauf abzielt, den Auslöser zu bekämpfen und das geschädigte Gewebe zu heilen.

Während dieser »Aufräumarbeiten« verbraucht Ihr Körper viel Energie. Deshalb fühlen Sie sich erschöpft, wenn Ihr Immunsystem in vollem Einsatz ist – wie bei einer Grippe. Es ist fast so, als ob der Körper einen Marathon läuft, während er die Eindringlinge bekämpft. Aber was passiert, wenn eine Entzündung unerkannt bleibt? Hier beginnt das eigentliche Problem.

WENN ENTZÜNDUNGEN CHRONISCH WERDEN

Entzündungen sind kurzfristig nützlich. Wenn sie länger als 4 Wochen anhalten, werden sie chronisch und richten sich gegen den Körper. Was ursprünglich als Schutzreaktion gedacht war, kann den Organismus dauerhaft belasten. Eine chronische Entzündung bleibt oft unentdeckt, weil sie nicht immer deutliche Symptome verursacht. Doch auch ohne spürbare Beschwerden kann sie dem Körper schaden. Eine häufig übersehene Quelle ist der Mundraum. Insbesondere nach zahnärztlichen Eingriffen wie einer Zahnwurzelbehandlung können Entzündungen bestehen bleiben, ohne dass der Patient oder die Patientin davon weiß. Das kann weitreichende Auswirkungen auf die gesamte Gesundheit haben.

Zahnwurzelbehandlungen – Verborgenes Risiko für Entzündungen

Zahnwurzelbehandlungen sind eine verbreitete Methode, abgestorbene oder entzündete Zahnwurzeln zu therapieren. Bei diesem Eingriff wird das infizierte Gewebe aus dem Wurzelkanal entfernt und der Zahn gereinigt. Trotz sorgfältiger Arbeit können jedoch entzündliche Gewebereste in den komplizierten Verzweigungen des Wurzelkanalsystems zurückbleiben. Diese Restentzündungen verursachen möglicherweise keine sofortigen Schmerzen oder sichtbaren Symptome, stellen jedoch eine dauerhafte Belastung für das Immunsystem dar. Solche unbemerkten Entzündungsherde können dann chronisch werden und dem Körper permanent Energie entziehen. Diese anhaltende Überforderung des Immunsystems hat Auswirkungen, die weit über den Mundraum hinausgehen.

Auswirkungen:
Chronische Entzündungen im Mundraum sind keineswegs ein lokales Problem. Forschungsergebnisse deuten darauf hin, dass sie mit einer Vielzahl von systemischen Erkrankungen in Zusammenhang stehen. So erhöht eine anhaltende Entzündung das Risiko für Herz-Kreislauf-Erkrankungen wie Herzinfarkte oder Schlaganfälle. Auch chronische Darmerkrankungen wie Morbus Crohn oder Colitis ulcerosa scheinen in manchen Fällen mit Entzündungen im Mund in Verbindung zu stehen.

Zudem gibt es Hinweise darauf, dass chronische Entzündungen im Mundraum das Risiko für neurodegenerative Erkrankungen wie Alzheimer erhöhen. Studien legen nahe, dass die freigesetzten Botenstoffe und Toxine über den Blutkreislauf das Gehirn erreichen und dort zu Schädigungen führen können. Auch ein Zusammenhang zwischen chronischen Entzündungen und Depressionen wird zunehmend erforscht.

Behandlungsmöglichkeiten:
Vor diesem Hintergrund wird deutlich, wie wichtig die Vorbeugung und frühzeitige Behandlung von Entzündungen im Mundraum ist. Regelmäßige Zahnarztbesuche sind unerlässlich, um mögliche Herde rechtzeitig zu erkennen und zu behandeln, bevor sie chronisch werden können. Der Zahnarzt kann nicht nur Karies und Parodontitis feststellen, sondern auch versteckte Entzündungsherde aufspüren, die für den Patienten oder die Patientin zunächst symptomfrei verlaufen.

Darüber hinaus spielt die tägliche Mundhygiene eine entscheidende Rolle in der Prävention. Regelmäßiges Zähneputzen sowie die Verwendung von Zahnseide und antibakteriellen Mundspülungen können helfen, die Bakterien in Schach zu halten und Entzündungen vorzubeugen. Auch eine gesunde Ernährung, die reich an Vitaminen und Mineralstoffen ist, trägt dazu bei, das Immunsystem zu stärken.

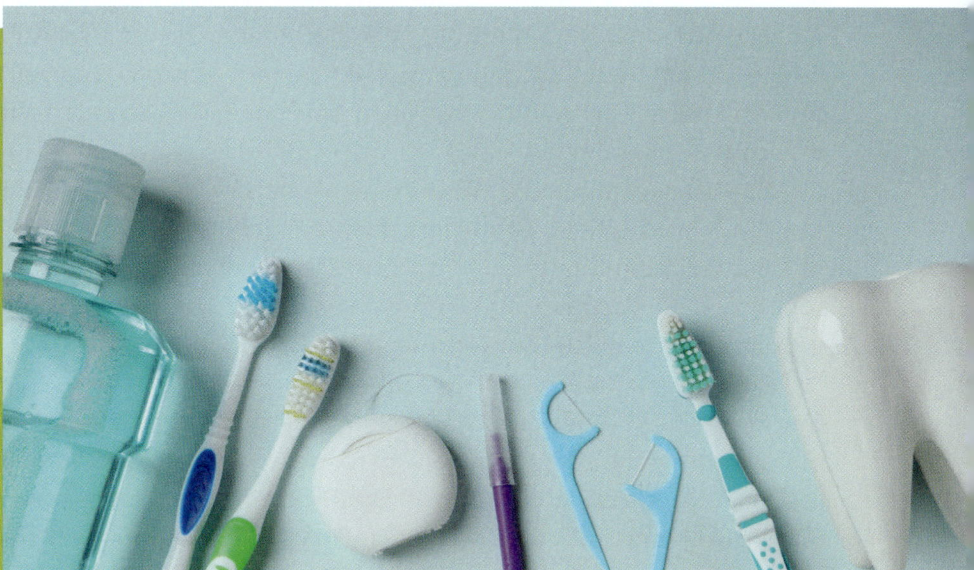

Amalgam

Seit mehr als 150 Jahren verwenden Zahnärzte Amalgam für Zahnfüllungen. Es ist stabil, langlebig und kostengünstig. Aber fast genauso lange besteht eine hitzige Debatte über dessen Gefahren. Der Hauptgrund für die Diskussionen: Amalgam enthält Quecksilber, das schädigend auf die Nerven wirkt. Der Stoff macht das Amalgam geschmeidig, sodass der Zahnarzt es leicht in den Zahn einpassen kann. Allerdings kann beim Kauen oder Zähneputzen ein wenig Quecksilber freigesetzt werden.

Bereits 1833 hatte die Einführung von Kupferamalgam in den USA Auseinandersetzungen und ein zeitweiliges Verbot zur Folge, da Bedenken wegen möglicher Vergiftungen und Allergien bestanden. In den 1920er-Jahren entbrannte in Deutschland eine ähnliche Diskussion, begleitet von Kritik an der Schulmedizin. Der Vorwurf lautete, dass Quecksilber vor allem bei der Verarbeitung und Entfernung von Amalgamfüllungen in den Körper gelangen könne. Die tägliche Aufnahme ist mit 1 bis 3 µg gering. Studien zeigen, dass die Quecksilberwerte selbst bei Personen mit vielen Amalgamfüllungen unterhalb kritischer Grenzen liegen.

Organisationen wie die WHO stufen Amalgam als sicher für die meisten Menschen ein, empfehlen aber, bei Schwangeren und Nierengeschädigten darauf zu verzichten. Die Europäische Union hat vorsorglich die Verwendung von Amalgam bei Schwangeren und Jugendlichen unter 15 Jahren verboten.

Eine große Studie der Zeitschrift »New England Journal of Medicine« aus dem Jahr 2006 fand heraus: Kinder mit Amalgamfüllungen haben genauso wenig gesundheitliche Probleme wie Kinder ohne. Die WHO betont auch, dass Amalgamfüllungen für die meisten Menschen sicher sind. Dennoch gab die US-Gesundheitsbehörde FDA 2020 einen neuen Hinweis heraus. Sie rät bestimmten Personengruppen wie Schwangeren oder Menschen mit speziellen Nervenerkrankungen von Amalgamfüllungen ab.

Die meisten Studien deuten also darauf hin, dass Amalgam für die überwiegende Mehrheit sicher ist. Es tauchen jedoch immer wieder Fälle auf, in denen das Entfernen der Amalgamfüllungen langjährige Erkrankungen beendet hat.

Ich erinnere mich an eine Patientin, die seit ihrer frühen Jugend unter chronischen Kopfschmerzen litt. Trotz zahlreicher Arztbesuche und Untersuchungen konnte niemand die Ursache feststellen, manche rieten ihr sogar, eine Psychotherapie in Betracht zu ziehen. Die Wendung in ihrer Geschichte kam, als ein befreundeter Zahnarzt vorschlug, ihre Amalgamfüllungen zu entfernen. Mit einer besonderen Technik, bei der das Amalgam und das darin enthaltene Quecksilber direkt abgesaugt werden, befreite er sie von ihren Plomben. Und zu ihrer Freude auch von ihren Kopfschmerzen!

Viele Zahnärzte und -ärztinnen zögern, Amalgamfüllungen zu entfernen, da bei herkömmlichen Methoden mehr Quecksilber freigesetzt werden kann. Der Amalgamkrieg hat die Forschung zur Sicherheit von Zahnfüllmaterialien vorangetrieben. Heute stehen alternative Materialien wie Komposite und Keramik zur Verfügung. Wenn Sie über eine Entfernung nachdenken, ist es wichtig, dass Sie sich an Experten oder Expertinnen wenden, die genau wissen, wie sie das Material sicher entfernen. Praxen, die sich auf biologische Zahnmedizin spezialisiert haben, sind hier eine gute Adresse. Ein offenes Gespräch mit Ihrem Zahnarzt oder Ihrer Zahnärztin im Vorfeld ist unerlässlich.

Vitamine und Nährstoffe

KALZIUM

Kalzium ist wie ein unsichtbarer Schutzschild für Ihre Zähne. Es stärkt sie, sodass Sie ohne Sorgen in Ihren Lieblingsapfel beißen können. Dieses wichtige Mineral ist der Schlüssel zu gesundem Zahnschmelz und kann sogar dabei helfen, Karies und Zahnbruch vorzubeugen.

Erwachsene sollten täglich rund 1 000 Milligramm Kalzium zu sich nehmen. Um diesen Bedarf zu decken, könnten Sie z. B. morgens ein Glas Milch (ca. 300 Milligramm) trinken, mittags Brokkoli (ca. 50 Milligramm) mit Sardinen (ca. 350 Milligramm) essen, abends eine Handvoll Mandeln (ca. 80 Milligramm) knabbern und dabei ein Glas Mineralwasser (Menge variiert je nach Sorte, aber bis zu 200 Milligramm) trinken.

Auch Kalziumpräparate sind eine Möglichkeit, den täglichen Bedarf zu decken. V. a., wenn Sie unter Laktoseintoleranz leiden oder sich vegan ernähren. Allerdings sollten Sie nicht vergessen, dass eine ausgewogene Ernährung auch andere essenzielle Nährstoffe liefert, die einer Kalzium-Ergänzung in Tablettenform oft fehlen.

PHOSPHAT

Die Beziehung zwischen Phosphat und den Zähnen ist faszinierend. Das Salz spielt eine Schlüsselrolle bei der Remineralisierung des Zahnschmelzes. Phosphat und Kalzium helfen also, den Zahnschmelz zu reparieren und zu stärken, sobald er von Säuren angegriffen wird.

Gute Quellen sind Milchprodukte (z. B. Milch, Joghurt oder Käse), Fisch (z. B. Thunfisch oder Lachs), Nüsse (z. B. Cashewnüsse oder Erdnüsse) und Vollkornprodukte (z. B. Vollkornbrot oder -nudeln).

VITAMIN D

Stellen Sie sich Ihre Zähne wie eine Burg vor, die täglich von Angreifern bestürmt wird. Diese Angreifer sind Zucker, Bakterien und Säuren und haben in der Festung nichts zu suchen. Die Burgmauern müssen stark und fest sein, um den Feinden standzuhalten. Warum hält die Barriere? Weil sie aus festen Steinen und robustem Mörtel besteht: aus Kalzium und Phosphat. Und wer hat die Burg gebaut? Das war Vitamin D. Es ist sozusagen der erfahrene Baumeister, der genau weiß, wie die Steine und der Mörtel zu einem sicheren Wall verbunden werden. Ohne ihn könnten die Mauern bröckeln, und die Angreifer hätten leichtes Spiel.

Sonnenlicht tut nicht nur dem Gemüt gut, sondern kurbelt auch Ihr Immunsystem an. Und das Beste daran? Durch die Sonnenstrahlen produziert Ihre Haut Vitamin D! Aber die Sonne ist nicht der einzige Lieferant: ein leckeres Lachsfilet oder ein paar gebratene Shiitake-Pilze können ebenfalls zur Vitamin-D-Versorgung beitragen. Weitere Quellen sind Ei und Avocado.

Übungen und Aktivitäten

ÜBUNG: Stimulation durch Zähneklappern

Wahrscheinlich denken Sie beim Wort »Zähneklappern« an frostige Wintertage. Das sanfte Klappern mit den Zähnen ist aber auch eine einfache und effektive Übung, um Ihre Zahnwurzeln zu stimulieren und die Durchblutung im Kieferbereich zu verbessern. Gleichzeitig können Sie so auch Spannungen in der Kiefermuskulatur lösen, die durch Stress, Zähneknirschen oder eine ungesunde Haltung entstanden sind.

Vorbereitung:

- Setzen Sie sich bequem auf einen Stuhl, und richten Sie Ihren Rücken gerade auf.
- Entspannen Sie Ihre Schultern, und lassen Sie Ihren Unterkiefer locker hängen.
- Atmen Sie ein paarmal tief ein und aus, um sich vollständig zu entspannen.

Ausführung:

- Öffnen Sie Ihren Mund leicht, sodass Ihre Zähne nicht aufeinander liegen.
- Lassen Sie Ihren Unterkiefer nun sanft nach oben klappen, sodass Ihre oberen und unteren Zähne leicht aufeinandertreffen. Wichtig: Die Bewegung sollte locker und ohne Druck ausgeführt werden.
- Wiederholen Sie das Klappern in einem gleichmäßigen Rhythmus für etwa 20 bis 30 Sekunden.
- Achten Sie darauf, dass Ihre Zunge entspannt im Mund liegt und nicht gegen die Zähne drückt.
- Führen Sie die Übung 1- bis 2-mal täglich durch, v. a. abends, wenn Ihr Kiefer durch den Alltag beansprucht wurde. Drücken Sie Ihre Zähne aber nicht fest zusammen – die Bewegung sollte leicht und sanft sein.

ÜBUNG: Massage der Kaumuskeln

Zur Kaumuskulatur gehören die stärksten Muskeln unseres Körpers, insbesondere der Musculus masseter (Kaumuskel) und der Musculus temporalis (Schläfenmuskel). Sie sind dafür zuständig, kraftvoll zuzubeißen. Durch Stress, Zähneknirschen oder eine schlechte Haltung sind sie oft überbeansprucht. Das führt zu Abnutzungen an den Zähnen, Verspannungen und Schmerzen.

Eine gezielte Selbstmassage kann helfen, die Spannung in den Muskeln zu lösen, die Durchblutung zu fördern und so die Belastung der Zähne zu reduzieren. Die Massage ist einfach durchzuführen und eignet sich hervorragend zur Entspannung nach einem langen Tag.

Musculus masseter (Kaumuskel)

Der Musculus masseter liegt seitlich am Unterkiefer. Er verläuft vom Jochbein (direkt vor dem Ohr) zum Unterkiefer und wird aktiv, wenn Sie die Zähne zusammenbeißen.

Vorbereitung:

- Setzen oder stellen Sie sich aufrecht hin, entspannen Sie Ihre Schultern, und lassen Sie den Unterkiefer locker hängen.
- Atmen Sie ein paarmal tief ein und aus, und werden Sie ganz ruhig.
- Legen Sie Ihre Finger auf die Mitte Ihrer Wange in die Nähe des Kiefergelenks.
- Beißen Sie die Zähne leicht zusammen, um den Muskel zu spüren. Lösen Sie den Biss wieder.

Ausführung:

- Üben Sie mit den Fingerspitzen oder dem Daumen sanften Druck auf den Muskel aus.
- Beginnen Sie in der Nähe des Kiefergelenks, und arbeiten Sie sich langsam in kreisenden Bewegungen nach unten Richtung Unterkiefer vor.
- Verweilen Sie bei schmerzempfindlichen Punkten für 10 bis 15 Sekunden, und üben Sie leichten Druck aus.
- Massieren Sie für etwa 1 bis 2 Minuten pro Seite.

Musculus temporalis (Schläfenmuskel)

Der Musculus temporalis liegt an der Schläfe seitlich am Kopf und ist für das Schließen des Kiefers verantwortlich.

Vorbereitung:

- Setzen oder stellen Sie sich bequem hin. Entspannen Sie Ihre Kiefer- und Gesichtsmuskulatur.
- Legen Sie Ihre Fingerspitzen seitlich an die Schläfe oberhalb des Wangenknochens.
- Beißen Sie leicht die Zähne zusammen, um die Bewegung des Muskels zu spüren.

Ausführung:

- Massieren Sie den Bereich in sanften, kreisenden Bewegungen mit den Fingerspitzen.
- Wandern Sie langsam über die gesamte Schläfenregion bis hin zum Haaransatz.
- Achten Sie darauf, gleichmäßigen und nicht zu starken Druck auszuüben.
- Massieren Sie jede Seite für etwa 1 bis 2 Minuten.

DIE SCHILDDRÜSE

DER STILLE BOTE

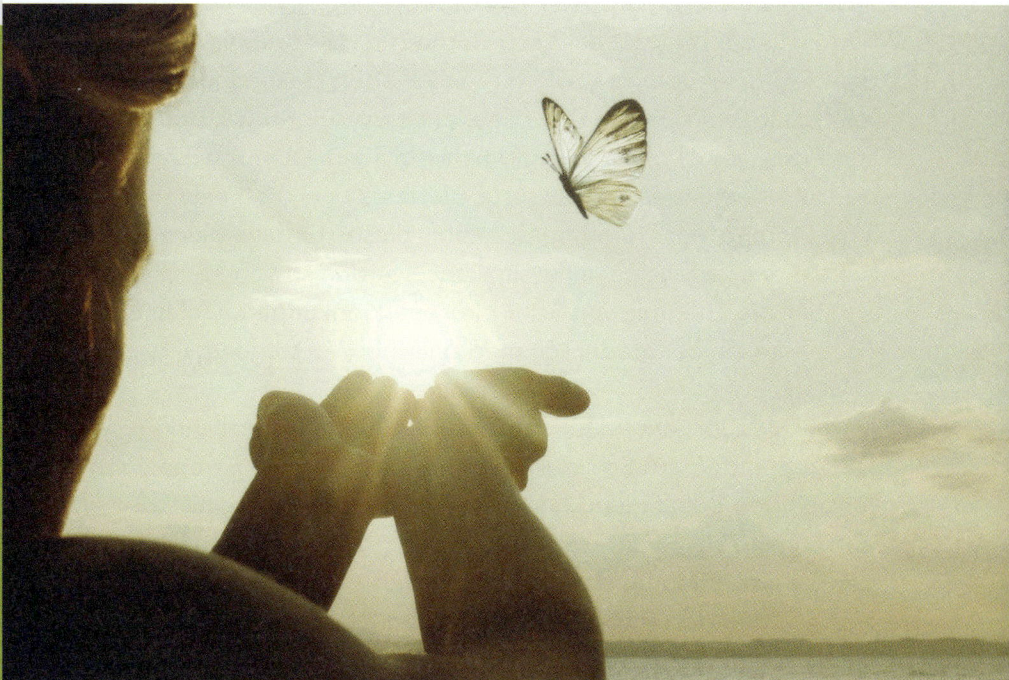

Ende des 19. Jahrhunderts entwickelte der Chirurg Dr. Theodor Kocher eine Methode zur Schilddrüsenbehandlung, die die Patienten und Patientinnen weniger belastete und gleichzeitig bessere Heilungsaussichten ermöglichte als frühere Herangehensweisen. Damals war sein Wirken Pionierarbeit, denn kaum jemand ahnte, wie entscheidend die Schilddrüse für das menschliche Leben war.

Mit seinem wissenschaftlichen Talent ebnete Kocher den Weg von der handwerklich geprägten Chirurgie zu einer evidenzbasierten, auf Forschung und Fakten gestützten medizinischen Disziplin. Seine Arbeit revolutionierte die Chirurgie und brachte ihm 1909 als erstem Chirurgen den Nobelpreis für Medizin ein.

Fast ein Jahrhundert später, im Großbritannien der Nachkriegszeit, hatte sich der Blick auf das kleine Organ im Hals grundlegend gewandelt. Die Erschöpfung sowie die rätselhaften Gesundheitsbeschwerden zahlloser Patienten und Patientinnen zwangen das britische Gesundheitssystem dazu, genauer hinzuschauen. Durch flächendeckende Untersuchungen, verbesserte Bluttests und die Erkenntnis, dass eine Störung der Hormonproduktion dieses Organs beinahe jeden Aspekt des Lebens beeinflussen kann, wurden sowohl die Diagnostik als auch die Therapie von Schilddrüsenerkrankungen zu elementaren Bestandteilen der modernen medizinischen Versorgung.

In den 1970er-Jahren führten systematische Untersuchungen von Neugeborenen auf Schilddrüsenunterfunktionen in Europa zu einer frühzeitigen Behandlung und besseren Lebensperspektive. Sie wurden anhand kleiner Blutstropfen durchgeführt, die wenige Tage nach der Geburt entnommen wurden und den Ärzten und Ärztinnen Einblicke in den Hormonhaushalt schenkten.

Beim Unglück in Fukushima 2011 zeigte sich, wie das Wissen aus der Vergangenheit Menschen schützen kann: Die systematische Untersuchung von Kindern half, zum Beispiel Krebs frühzeitig zu erkennen. Diese Entwicklung verdeutlicht den Fortschritt in der Schilddrüsenmedizin über die Jahrhunderte hinweg.

WISSENSWERTES ÜBER DIE SCHILDDRÜSE

Die etwa 5 Zentimeter große Schilddrüse liegt im Hals direkt unter der Haut. Ihre Anatomie erinnert an einen Schmetterling, denn die beiden Hälften (Lappen) der Drüse sind in der Mitte miteinander verbunden. Trotz ihrer geringen Größe und einem Gewicht von nur 18 bis 30 Gramm ist die Schilddrüse essenziell für die Regulierung des Stoffwechsels, der Herzfrequenz und des Energiehaushalts.

Die Schilddrüse produziert 2 wichtige Hormone: Thyroxin (T4) und Trijodthyronin (T3). Sie beeinflussen, wie schnell Ihr Stoffwechsel arbeitet – also, wie Sie Energie verbrauchen. Das wirkt sich darauf aus, wie aktiv Sie sind, in welchem Rhythmus Ihr Herz schlägt und wie gut Ihr Kreislauf funktioniert. Dabei wirkt T3 direkt, während T4 v. a als Vorrat dient und bei Bedarf in das aktive T3 umgewandelt wird.

Für die Hormonproduktion benötigt die Schilddrüse das Spurenelement Jod, ohne das sie aus dem Gleichgewicht geraten würde. In Gebieten, in denen es von Natur aus weniger Jod gibt, können die Menschen eine Schilddrüsenerkrankung entwickeln, zum Beispiel einen sogenannten Kropf (Struma). Das ist eine Vergrößerung der Schilddrüse, die versucht, den Hormonmangel auszugleichen. Im 19. Jahrhundert litten viele Menschen, besonders in bergigen Regionen wie den Alpen und im Himalaya, an dieser Erkrankung. Sie war mit Symptomen wie Müdigkeit und Konzentrationsschwäche verbunden.

Der Schweizer Arzt Jean François Coindet erkannte 1820, dass Jodmangel der Hauptgrund für einen Kropf war, und begann mit der Behandlung von Patienten und Patientinnen durch die Zugabe von Jod in die Nahrung. Dies führte zur Einführung von jodiertem Speisesalz, das weltweit eine Revolution in der Prävention von Schilddrüsenerkrankungen darstellte und die Häufigkeit des Auftretens eines Kropfes drastisch reduzierte.

Schilddrüsenerkrankungen

Schilddrüsenerkrankungen treten auf der ganzen Welt auf. Schätzungen zufolge leiden etwa 200 Millionen Menschen an einer Fehlfunktion der Schilddrüse. Frauen sind besonders häufig betroffen – sie haben bis zu 10-mal öfter Probleme mit dem Organ als Männer. Die häufigste Erkrankung ist die Unterfunktion (Hypothyreose), bei der die Schilddrüse zu wenig Hormone produziert. Es gibt auch die Überfunktion (Hyperthyreose), die sich durch eine übermäßige Hormonbildung auszeichnet. Autoimmune Erkrankungen wie Morbus Basedow führen oft zu Hyperthyreose, während die Hashimoto-Thyreoiditis meist eine Unterfunktion verursacht.

Die erste erfolgreiche Behandlung einer Schilddrüsenunterfunktion führte der britische Arzt George R. Murray 1891 durch, indem er einem Patienten getrocknetes Schilddrüsenextrakt eines Schafes verabreichte. Diese Therapie mit tierischem Schilddrüsengewebe führte zur Entwicklung moderner synthetischer Schilddrüsenhormone, die heute weltweit zur Behandlung von Patienten und Patientinnen eingesetzt werden. Murrays Entdeckung hat unzähligen Menschen das Leben erleichtert und die moderne Schilddrüsenmedizin maßgeblich geprägt.

Schilddrüse und Psyche – eine unterschätzte Verbindung

Die Schilddrüse beeinflusst nicht nur unseren Körper, sondern auch unsere Stimmung und unser mentales Wohlbefinden. Viele Menschen, die an Schilddrüsenproblemen leiden, bemerken Veränderungen ihrer emotionalen Verfassung. Bei einer Unterfunktion (Hypothyreose) berichten Betroffene häufig von Depressionen oder Antriebslosigkeit, während bei einer Überfunktion (Hyperthyreose) oft

Angstzustände und innere Unruhe auftreten. Das liegt daran, dass die Schilddrüse eng mit dem Gehirn zusammenarbeitet. Die Hormone, die sie produziert, helfen dabei, wichtige Botenstoffe im Gehirn – sogenannte Neurotransmitter – zu regulieren. Diese beeinflussen, wie wir uns fühlen und wie gut unser Gehirn funktioniert. Wenn die Schilddrüse aus dem Gleichgewicht gerät, kann das daher auch psychische Symptome auslösen, die oft nicht sofort als Schilddrüsenproblem erkannt werden.

Die Schilddrüse spielt außerdem eine wichtige Rolle für das Herz-Kreislauf-System. Eine Überfunktion kann das Risiko für Herzrhythmusstörungen wie Vorhofflimmern deutlich erhöhen. Das wiederum kann schwerwiegende Folgen haben, da Vorhofflimmern das Risiko für Blutgerinnsel und Schlaganfälle steigert. Umgekehrt kann eine Unterfunktion den Herzschlag verlangsamen und damit das Risiko für verschiedene Erkrankungen wie Herzinsuffizienz erhöhen.

Wenn Sie unerklärliche Herzprobleme haben, sollten Sie daher stets auch Ihre Schilddrüsenfunktion überprüfen lassen. Oftmals lässt sich durch die richtige Behandlung der Schilddrüse die Herzgesundheit deutlich verbessern.

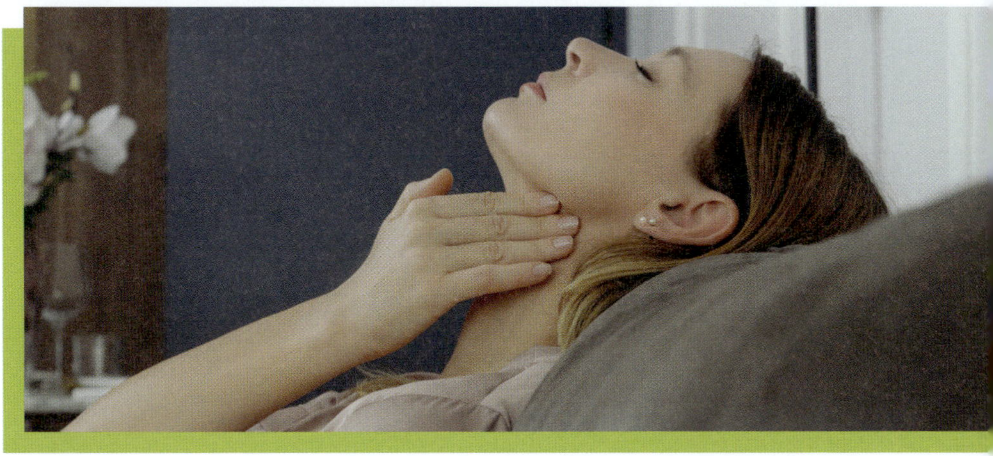

FÜR DIE GESUNDHEIT DER SCHILDDRÜSE

Vom Stress-Feuerwerk zum Samba tanzenden Herzen

Kennen Sie das, wenn der Alltagsstress Ihnen den letzten Nerv raubt? In solchen Situationen wird in Ihrem Körper ein kleines Chemie-Feuerwerk gezündet. Ihr Gehirn schickt sofort das Hormon CRH (Corticotropin-Releasing-Hormon) auf den Weg. Das wiederum aktiviert die Nebennieren, die daraufhin Cortisol freisetzen. Ihr Blutzuckerspiegel sowie Ihr Blutdruck steigen an, um dem Stress entgegenzuwirken.

Dauerstress ist wie ein Marathonlauf für Ihren Körper. Er möchte nach einiger Zeit auch wieder durchatmen können. Das viele Cortisol kann Ihrer Schilddrüse zusetzen, weil es die Produktion von T3 und T4 durcheinanderbringt. Die Folge: Sie fühlen sich müde, nehmen zu oder frieren ständig, obwohl es eigentlich warm ist.

Manche von uns reagieren auf Stress mit einem Energieschub der Schilddrüse. Der Körper mobilisiert alle Reserven, was zu einer Schilddrüsenüberfunktion führen kann, bei der das Organ seine Hormone wie Konfetti auf einer Party verteilt. Bei denjenigen, die ohnehin schon eine Vorgeschichte mit der Schilddrüse haben, etwa durch die Autoimmunerkrankung Morbus Basedow, kann der Stress diese Party ins Extreme treiben. Das äußert sich dann in Rastlosigkeit, Gewichtsverlust oder einem Samba tanzenden Herzen.

Rauchen

Rauchen ist nicht nur schlecht für Herz und Lunge, auch Ihre Schilddrüse leidet schwer darunter. Durch das Nikotin verengen sich die Blutgefäße, die die Schilddrüse versorgen. Diese arbeitet auf Hochtouren, bekommt aber nicht genug Treibstoff in Form von Nährstoffen und Sauerstoff, was auf lange Sicht zu Problemen führen kann. Auch die anderen Inhaltsstoffe im Zigarettenrauch bringen die Hormonsignale durcheinander. Es ist dann in etwa so, als würden Sie versuchen, mit einer zerschnittenen Landkarte zu navigieren. Zum Schluss macht es das Rauchen Ihrem Körper schwer, Jod richtig zu nutzen. Das aber ist essenziell, damit die Schilddrüse ihre Arbeit richtig machen kann.

Vitamine und Nährstoffe

JOD

Damit Ihre Schilddrüse arbeiten kann, benötigt sie Jod. Dieses kleine Mineral ist wie ein Zauberelixier, das hilft, den Stoffwechsel in Schwung zu halten. Jod ist für die Schilddrüse das, was der Treibstoff für ein Auto ist: Ohne kommt der Motor nicht in Gang und bleibt der Stoffwechsel auf der Strecke.

Hier kommt die gute Nachricht: Jod auf den Teller zu bringen, ist ein Kinderspiel. Es gibt keine geheimen Rezepte, nur ein paar leckere Zutaten. Bei allen sollten Sie immer darauf achten, nur das beste Jod zu sich zu nehmen. Es findet sich in:

Fisch (z. B. Kabeljau, Thunfisch oder Schellfisch), Meeresfrüchten (z. B. Garnelen oder Muscheln), Milchprodukten (z. B. Milch, Joghurt oder Käse), Ei (v. a. dem Eigelb), Gemüse (z. B. grünem Powerfood wie Spinat und Bohnen)

Übungen und Aktivitäten

ÜBUNG: Das kleine Schilddrüsen-Fitnessprogramm

Die Schilddrüse ist in die mittlere Gewebeschicht Ihres Halses eingebettet. Wenn das Gewebe verkrampft oder verspannt ist, kann das ihre Funktion beeinträchtigen. Mit den folgenden Übungen entspannen Sie den Bereich.

- Setzen oder stellen Sie sich aufrecht hin. Neigen Sie Ihren Kopf langsam zur rechten Schulter, bis Sie eine Dehnung auf der linken Seite Ihres Halses spüren. Halten Sie die Position für 15 bis 30 Sekunden. Wiederholen Sie dies auf der anderen Seite.
- Bleiben Sie in der aufrechten Position. Drehen Sie Ihren Kopf langsam nach rechts, und schauen Sie über Ihre Schulter. Halten Sie die Position für 15 bis 30 Sekunden. Wiederholen Sie die Übung nach links.
- Beugen Sie Ihren Kopf langsam nach vorn, sodass Ihr Kinn sich Ihrer Brust nähert. Halten Sie die Dehnung für 15 bis 30 Sekunden, und kehren Sie dann in die Ausgangsposition zurück.

ÜBUNG: Schilddrüsenmassage

Durch diese Massage fördern Sie die Blutzirkulation in den Halsmuskeln und -organen. Stellen Sie sicher, dass Sie währenddessen völlig schmerzfrei sind.

- Legen Sie Ihre Hände vorsichtig um Ihren Hals. Die Daumen sollten vorn liegen, die anderen Finger hinten.
- Beginnen Sie oben am Hals, direkt unter dem Kiefer, und streichen Sie sanft mit den Daumen nach unten bis zum oberen Rand Ihres Brustbeins. Dabei ziehen Sie die Finger von der Halsmitte leicht zu beiden Seiten. Wiederholen Sie diese Bewegung ein paarmal.
- Machen Sie kleine, sanfte Kreise mit den Fingerspitzen Ihrer Daumen. Beginnen Sie in der Halsmitte, und arbeiten Sie sich zu den Seiten vor.
- Drücken Sie mit Ihren Daumen sanft in die Mitte Ihres Halses, dort, wo die Schilddrüse sitzt. Halten Sie diesen leichten Druck für ein paar Sekunden, und lassen Sie dann los.
- Streichen Sie abschließend noch einmal sanft über Ihren gesamten Hals. Atmen Sie tief ein und aus. Gönnen Sie sich nach der Massage eine kleine Pause, am besten mit einem erfrischenden Glas Wasser und ein paar ruhigen Momenten.

DIE LUNGE

TIEF DURCHATMEN

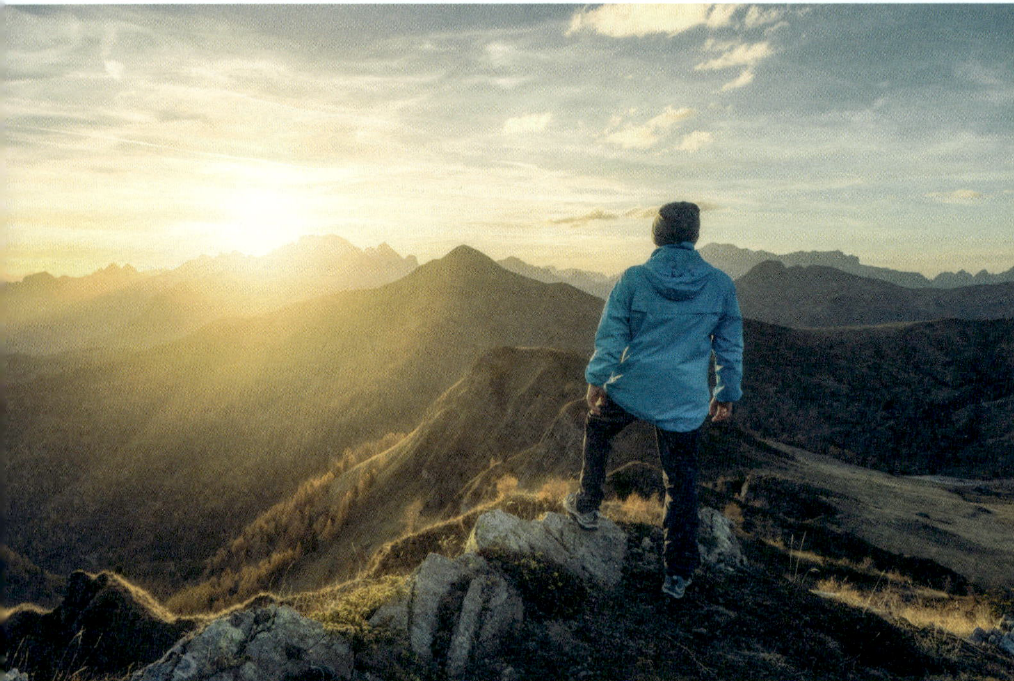

Es war eine kalte, klare Nacht, als der neuseeländische Imker Sir Edmund Hillary und sein nepalesischer Sherpa Tenzing Norgay am 29. Mai 1953 vor der 12 Meter hohen vertikalen Felswand standen – dem legendären Hillary Step –, die sie vom Gipfel des Mount Everest trennte. Sie waren sich bewusst, dass der Sauerstoff, den sie dort oben vorfinden würden, noch einmal weit weniger dicht sein würde als an dem Punkt, an dem sie gerade standen. Je höher sie stiegen, desto dünner wurde die Luft. Auf dem Mount Everest, dem höchsten Punkt der Erde, beträgt der Sauerstoffgehalt nur noch ein Drittel des normalen Werts von ca. 21 Prozent. Die Lungen der Erstbesteiger mussten also unter extremen Bedingungen arbeiten, um genügend Sauerstoff zu absorbieren.

Aber Ihre Lunge ist zu weitaus mehr imstande. Wie wäre es an dieser Stelle mit einem kleinen Selbstversuch: Atmen Sie ein paarmal tief ein und aus, und halten Sie dann die Luft so lange wie möglich an. Wie lange können Sie dem Wunsch widerstehen, weiterzuatmen? Die meisten Menschen halten es etwa 1 Minute und mit ein wenig Übung bis zu 3 Minuten aus. Doch da ist tatsächlich noch viel mehr möglich:

Der 36-jährige Schweizer Peter Colat hat es geschafft, den Guinness-Weltrekord im Apnoetauchen zu brechen. Nachdem er zuerst 10 Atemzüge reinen Sauerstoff geatmet hatte, blieb er ganze 16 Minuten und 32 Sekunden unter Wasser.

Doch damit nicht genug: Am 4. Februar 2024 stellte Colat einen weiteren Rekord auf, als er im 2 °C kalten Vilsalpsee ohne Flossen und nur mit einer einfachen Badehose bekleidet eine Tauchstrecke von 106,25 Metern unter der zugefrorenen Wasseroberfläche zurücklegte. Nur um sicherzugehen, tauchte er anschließend noch einmal mit Flossen und schaffte sogar 114 Meter.

Die menschliche Lunge ist ein wahres Wunderwerk der Natur. Sie versorgt den Körper nicht nur mit dem lebensnotwendigen Sauerstoff, sondern zeigt eine beispiellose Anpassungsfähigkeit an extreme Bedingungen, sei es in den eisigen Höhen des Himalayas oder in den dunklen Tiefen des Ozeans.

WISSENSWERTES ÜBER DIE LUNGE

Die Lunge besteht aus 2 Flügeln, die den seitlichen Bereich des Brustkorbs nahezu vollständig ausfüllen. Der linke Lungenflügel ist etwas kleiner als der rechte, weil das Herz einen Teil des Raumes beansprucht.

Der linke Flügel hat 2 Lungenlappen, die in insgesamt 9 Segmente unterteilt sind. Der rechte Flügel hat 3 Lappen mit insgesamt 10 Segmenten. Jedes Segment wird von einem sogenannten Segmentbronchus mit Luft versorgt. Das sind kleine Luftwege innerhalb der Lunge. Die Segmentbronchien verbinden sich zu größeren Lappenbronchien, die schließlich in den Hauptbronchus münden. Die beiden Hauptbronchien bilden gemeinsam die Luftröhre, medizinisch als »Trachea« bekannt.

Den frischen Sauerstoff nehmen wir durch die Alveolen auf, winzige luftgefüllte Bläschen in der Lunge. Ein Mensch besitzt etwa 500 Millionen Alveolen, die zusammen eine beeindruckende Oberfläche von 80 bis 120 Quadratmetern ergeben. Diese große Oberfläche ist entscheidend, um genügend Sauerstoff ins Blut aufzunehmen und Kohlendioxid abzugeben.

Die Lungenflügel sind von einer dünnen Gewebeschicht umhüllt, dem Lungenfell. An der Stelle, an der die Lunge im Brustkorb befestigt ist, geht das Lungen- in das Brustfell über. Zwischen beiden Schichten befindet sich ein mit Flüssigkeit gefüllter Spaltraum. Die sogenannte Pleurahöhle ermöglicht es der Lunge, sich beim Atmen reibungslos zu bewegen, und hält sie gleichzeitig an ihrem Platz.

Wie geht atmen?

Beim Einatmen zieht sich das Zwerchfell, ein großer Muskel unterhalb der Lunge, zusammen und bewegt sich nach unten. Gleichzeitig heben die Muskeln zwischen den Rippen den Brustkorb an. Diese Bewegung ähnelt der Funktion eines Blasebalgs: Wenn man den Blasebalg auseinanderzieht, entsteht im Inneren ein Unterdruck, der Luft ansaugt. Genauso vergrößert sich beim Einatmen der Raum in der Brust, und es entsteht ein Unterdruck, der die Luft durch Mund oder Nase einsaugt. Die Luft strömt über den Rachen in die Luftröhre und von dort in die beiden Hauptbronchien, die zu den Lungenflügeln führen, bis sie schließlich die Alveolen erreichen. Sie sind der Ort des Gasaustauschs und von einem dichten Netzwerk feiner Blutgefäße, den Kapillaren, umgeben. Hier diffundiert der eingeatmete Sauerstoff durch die dünnen Wände der Alveolen in das Blut. Gleichzeitig tritt Kohlendioxid aus dem Blut in die Alveolen über, um ausgeatmet zu werden.

Beim Ausatmen entspannen sich das Zwerchfell und die Rippenmuskulatur. Das Zwerchfell bewegt sich nach oben, und der Brustkorb senkt sich. Dadurch verkleinert sich der Raum in der Brust, und die Luft wird aus der Lunge hinausgedrückt. Die verbrauchte Luft, die nun reich an Kohlendioxid ist, verlässt den Körper über die Bronchien, die Luftröhre und schließlich durch Mund oder Nase.

AUTOMATISCHE STEUERUNG DES ATEMS

Haben Sie sich schon einmal gefragt, ob man das Atmen vergessen kann? Vielleicht haben Sie sich einmal so intensiv auf etwas konzentriert, dass sie plötzlich tief durchatmen mussten. Das kann passieren. Aber keine Angst! Das Atmen wird automatisch vom Atemzentrum im Gehirn gesteuert. Dieses passt die Atemfrequenz an den Bedarf des Körpers an. Zum Beispiel atmen wir bei körperlicher Anstrengung schneller und tiefer, um mehr Sauerstoff aufzunehmen.

FÜR DIE GESUNDHEIT DER LUNGE

Flüssiges Gold – Warum Trinken so wichtig ist

Sie fragen sich, warum Wassertrinken so wichtig ist? Es verbessert nicht nur Ihr Hautbild und regt die Verdauung an, auch Ihre Lunge liebt Flüssigkeit, denn diese hält die Schleimhäute Ihrer Atemwege in Topform. Das ist wie bei einem Auto, das gut geschmiert besser läuft.

Außerdem: Wasser hilft, Schadstoffe aus dem Körper zu spülen. Auch aus der Lunge. So rutschen ungebetene Erreger leichter ab und finden schwerer ein Zuhause. Also: Prost, und tief durchatmen!

Richtig Lüften will gelernt sein

Seit der Pandemie hat richtiges Lüften wieder an Bedeutung gewonnen. Gerade in Räumen, in denen sich viele Menschen aufhalten, fliegen nicht nur Gedanken, sondern auch Bakterien und Viren durch die Luft. Um sich hier nicht den nächsten Erkältungsvirus einzufangen, wird gelüftet.

Technik: Beim Querlüften öffnen Sie mehrere Fenster komplett und lassen den Wind durchs Haus tanzen. Wenn Sie nur ein Fenster zur Verfügung haben, machen Sie es zum Stoßlüften richtig auf. Es »auf Kipp« zu stellen, sollten Sie vergessen. Das sorgt nicht nur für höhere Heizkosten, sondern auch für kalte, feuchte Wände.
Rhythmus: 4-mal am Tag, und Ihre Räume atmen auf.

Dauer: Das hängt von Frau Holles Laune ab. Bei gleichen Temperaturen drinnen und draußen können Sie den frischen Wind eine Viertelstunde hereinlassen. Im frostigen Winter reichen 5 bis 10 Minuten vollkommen. Im heißen Sommer sind die frühen Morgenstunden und der kühle Abend die besten Zeiten zum Lüften. Da dürfen die Fenster sogar 30 Minuten oder länger aufbleiben.

Rauchen

Wenn Ihre Lunge einen Wunschzettel schreiben würde, stünde ganz oben: »Bitte nicht rauchen!« Stellen Sie sich vor, Sie legen 30000 Minen in Ihren Garten. Genau das machen Sie mit der DNA Ihrer Lungenzellen bei nur einer einzigen Zigarette. Auch der Alterungsprozess der Lunge geht bei Rauchern und Raucherinnen in den Turbomodus, 2- bis 3-mal schneller als bei Nichtrauchern. Das Resultat: Schon mit 50 klingt der Aufzug nach der besseren Option, weil sich Treppensteigen wie ein Marathon anfühlt.

Schutz für alle Heimwerkerkönige

Gehören Sie zu den Menschen, die im Baumarkt glücklicher sind als im Urlaub? Dann habe ich einen kleinen, aber feinen Tipp für Sie: Maske auf beim Schleifen, Sägen, Lackieren oder Sprayen! Denn ob Fein- und Holzstaub, unsichtbarer Schimmel, Milben oder die Dämpfe aus Farben und Lacken – es fliegen kleine Partikel durch die Luft, die Ihrer Lunge ganz schön zusetzen können. Und das Schlimmste ist, dass Sie sie oft nicht einmal sehen.

Also, bevor Sie zum Werkzeug greifen, schnappen Sie sich eine Maske. Ihre Lunge wird es Ihnen danken.

Inhalieren mit Durchblick

Richtiges Inhalieren ist die Zauberformel, und der Zaubersaft dafür ist isotonische Kochsalzlösung. Damit befeuchten Sie nicht nur Ihre Atemwege, Sie kitzeln auch die Abwehrkräfte Ihrer Schleimhäute wach und lassen die Lunge aufatmen.

Falls Sie jetzt daran denken, Ihren Kochtopf und ein Handtuch bereitzulegen, sollten Sie wissen, dass diese Methode wenig bringt.

Sie inhalieren auf diese Weise eigentlich nur einen heißen Wasserschleier. Die Tröpfchen daraus sind für Ihre Lunge so groß wie Fußbälle und landen daher lediglich im Rachen. Das ist ein genialer Schutzmechanismus des Körpers, damit gröbere Eindringlinge gar nicht erst bis zur Lunge vordringen können.

Mit diesen Methoden können Sie es stattdessen versuchen:

- Ein **Ultraschall-Vernebler** versetzt Wasser in Schwingung. Dadurch lösen sich Teilchen aus der Wirkstofflösung und werden mit Luft vermischt. Je höher die Frequenz, desto feiner die Tröpfchen. Dieses Gerät ist leise, gut für Reisen geeignet und lässt sich leicht reinigen. Die Kosten sind überschaubar.
- Ein **Kompressor-Vernebler** funktioniert mithilfe eines Kompressors, der Druckluft erzeugt. Die Luft strömt durch die Wirkstofflösung und vernebelt sie zu kleinsten Tröpfchen. Dieses Gerät ist relativ laut, daher auch weniger gut geeignet für Reisen. Die Kosten sind gering, und die Reinigung ist einfach.
- Bei einem **Membran-Vernebler** schwingt eine dünne Membran mit mikroskopischen Bohrungen. Die Schwingungen führen dazu, dass die Mikrobohrungen die Flüssigkeit ansaugen und feinste Tröpfchen produzieren. Er ist sehr leise und leicht zu transportieren. Das Gerät ist allerdings auch teurer als der Ultraschall- und der Kompressor-Vernebler und muss regelmäßig gereinigt werden.

Ein starker Darm für eine starke Lunge

Ihr Darm hat einen maßgeblichen Einfluss auf die Gesundheit Ihrer Lunge. Er ist nämlich nicht nur für die Verdauung und die Aufnahme von Nährstoffen verantwortlich, sondern spielt auch eine Schlüsselrolle bei Ihrer Immunität und dem Schutz vor Infektionen. Da Ihre Lunge anfällig für Krankheiten ist, ist es essenziell, das Abwehrsystem zu fördern und zu stärken.

Die im Darm ansässigen Bakterien tragen zur Bildung entzündungshemmender Moleküle bei. Diese helfen, Entzündungsprozesse in der Lunge zu reduzieren. Zudem können sie krankheitserregende Eindringlinge abwehren, die versuchen, in die Lunge vorzudringen. Eine ausgewogene Darmflora unterstützt außerdem dabei, die Entstehung von Allergenen zu verringern und somit allergischen Reaktionen in der Lunge vorzubeugen.

Wenn Sie die Gesundheit Ihrer Lunge optimieren möchten, ist es ratsam, auf Ihren Darm zu achten! Wie das im Detail funktioniert, erfahren Sie im Kapitel »Das Verdauungssystem« (Seite 109).

Vitamine und Nährstoffe

BROKKOLI

Der Brokkoli hat sich einen Platz im Rampenlicht verdient. Dank des darin enthaltenen Antioxidans Sulforaphan kann das Gemüse freie Radikale neutralisieren und Zellschäden beheben. Auch bei steigender Luftverschmutzung und den Risiken durch das Rauchen ist Brokkoli eine echte Wunderwaffe: Er aktiviert das Gen NRF2. Dieses wirkt wie ein natürlicher Schutzschild und bewahrt die Zellen unserer Lunge vor den schädlichen Einflüssen. Kurz gesagt: Mit Brokkoli fördern Sie nicht nur Ihre allgemeine Gesundheit, sondern tun auch Ihrer Lunge etwas besonders Gutes.

OMEGA-3-FETTSÄUREN

Omega-3-Fettsäuren sind nicht nur für das Herz essenziell. Neueste Erkenntnisse deuten darauf hin, dass auch unsere Lunge erheblich von diesen Fettsäuren profitiert. Eine japanische Studie hat ergeben, dass Menschen, die an COPD (chronisch obstruktiver Lungenerkrankung) leiden, durch eine Omega-3-reiche Ernährung eine verbesserte Lungenfunktion erfahren. Die Teilnehmer und Teilnehmerinnen der Studie konnten nach dem Einnehmen von Omega-3 nicht nur ohne Atemprobleme weitergehen, sondern wiesen auch geringere Entzündungswerte im Blut auf.

Sie finden Omega-3 in Fischen wie Lachs, Sardine und Makrele oder auch in Walnüssen und Leinsamen.

MAGNESIUM

Das Sprichwort »Stille Wasser sind tief« trifft hier den Nagel auf den Kopf, denn während wir bei Magnesium meist an Muskelkrämpfe oder Schlafbeschwerden denken, spielt es auch eine tragende Rolle für unsere Atemwege. Genauer gesagt, unterstützt Magnesium unsere Bronchialmuskulatur dabei, sich zu entspannen, und entfaltet zudem entzündungshemmende Eigenschaften. Untersuchungen vor allem bei Asthmatikern zeigten, dass eine regelmäßige Einnahme von 300 Milligramm Magnesium pro Tag die Zahl der Asthmaanfälle reduzieren kann. Neben guten Lebensmittelquellen (Seite 103) sind hier ein paar Möglichkeiten:

- **Magnesiumcitrat** ist wegen seiner hohen Bioverfügbarkeit oft die erste Wahl als Nahrungsergänzungsmittel.
- **Magnesiumglycinat**, in Kombination mit der Aminosäure Glycin, schont den Magen und ist perfekt für Menschen, die sensibel reagieren.

- **Magnesiumchlorid** ist für alle geeignet, die Pillen meiden: Einfach als Öl oder Lotion auf die Haut auftragen.
- **Magnesiummalat** gibt einen guten Energiekick und ist hilfreich gegen Muskelbeschwerden, da es den Energiehaushalt der Zellen unterstützt.

Egal, für welche Magnesiumvariante Sie sich entscheiden: Alle Formen kommen Ihren Atemwegen zugute. Bei bestimmten Atemwegserkrankungen, zum Beispiel Asthma, kann in einigen Fällen das Inhalieren von Magnesiumsulfat sinnvoll sein. Dies sollte aber ausschließlich in Absprache mit einem Facharzt oder einer Fachärztin erfolgen!

APIGENIN

Apigenin ist ein natürlich vorkommendes Flavonoid, eine Klasse von Verbindungen, die für ihre vielfältigen gesundheitlichen Vorteile bekannt sind. Wissenschaftliche Untersuchungen haben gezeigt, dass Apigenin antioxidative, entzündungshemmende und antikarzinogene Eigenschaften besitzt. Das bedeutet, es hilft, die Zellen vor Schäden durch freie Radikale zu schützen, Entzündungen zu reduzieren und so das Risiko bestimmter Krebsarten, einschließlich Lungenkrebs, zu verringern. Es ist, als würden Sie Ihrer Lunge einen kleinen Schutzschild schenken.

Sie müssen kein Superfood aus einem fernen Land importieren, denn Sie finden Apigenin in alltäglichen Lebensmitteln: in Weintrauben, Äpfeln und Kirschen, Petersilie oder Kamille.

LYCOPIN

Lycopin ist einer der aktivsten und bekanntesten antioxidativen Stoffe überhaupt. Es gehört zur Klasse der Carotinoide und ist in roten Früchten und Gemüse enthalten. Es schützt die Zellen vor schädlichen Umwelteinflüssen wie freien Radikalen. Forschungsergebnisse haben gezeigt, dass Menschen, die höhere Mengen an Lycopin zu sich nehmen, besser vor Lungenerkrankungen geschützt sind. Das liegt daran, dass Lycopin in der Lage ist, die Entzündungsprozesse im Körper zu unterdrücken und somit den Schaden an den Lungenzellen zu reduzieren. Darüber hinaus wurde festgestellt, dass bei denjenigen, die mehr Lycopin konsumieren, der Sauerstoff im Blut effizienter transportiert werden kann. Der Grund dafür ist, dass Lycopin die Kapillarwand stärkt und somit der Sauerstoff besser in den Körper gelangt.

Gute Lycopin-Quellen sind Tomate, Aprikose, Mango, Wassermelone oder Papaya.

ECTOIN

Ectoin wurde 1985 zufällig von Wissenschaftlern und Wissenschaftlerinnen in der Salzwüste der ägyptischen Sahara entdeckt. Sie fanden heraus, dass allein dieser Stoff das Überleben von Bakterien in dieser absolut lebensfeindlichen Umgebung ermöglicht. Mit seinen zellschützenden, entzündungshemmenden und befeuchtenden Eigenschaften ist er aber auch für den Menschen von größtem Interesse. Ectoin findet seine Anwendung in medizinischen Hautcremes, Augentropfen und als Inhalationslösung. Letztere schützt nicht nur die gesunde Lunge vor den Folgen der Luftverschmutzung. Es hat sich auch gezeigt, dass eine bereits bestehende Lungenentzündung dank Ectoin abgemildert werden kann. Der Stoff stärkt die Lungenzellmembran, wodurch sich die Erreger nicht einnisten können und absterben.

Übungen und Aktivitäten

Ob Sie schon beim Treppensteigen schnaufen oder einen Marathon laufen könnten – Ihre Lunge verdient ein bisschen Extra-Liebe! Hier finden Sie ein paar Übungen, mit denen Sie ihr etwas Gutes tun können.

ÜBUNG: Der Kerzentest

Wollen Sie testen, wie fit Ihre Lunge wirklich ist? Dann stellen Sie sich dem Kerzentest:

Stellen Sie eine brennende Kerze 1 Meter entfernt von sich auf. Nun versuchen Sie, sie auszupusten. Gelingt Ihnen das, hat Ihre Lunge das Fitness-Abzeichen verdient. Wenn nicht, ist das nicht schlimm. Nähern Sie sich der Kerze schrittweise, und versuchen Sie es erneut. Wenn Sie die Kerze mit einer Armeslänge Abstand ausblasen können, wissen Sie, Ihre Lunge macht ihren Job gut. Liegt Ihr Ergebnis darunter, könnte das ein Zeichen für ein reduziertes Lungenvolumen oder verengte Atemwege sein. In diesem Fall wäre ein Termin bei Ihrem Arzt oder Ihrer Ärztin empfehlenswert. Gemeinsam können Sie überlegen, ob eine Lungenfunktionsprüfung ratsam ist.

Muskeltraining für Ihre Lunge

Obwohl die Lunge selbst keine Muskeln besitzt, können Sie ihr Volumen durch Training der umgebenden Muskulatur steigern. Das Zwerchfell spielt dabei eine zentrale Rolle. Es befindet sich unter der Lunge und ist für bis zu 90 Prozent der benötigten Kraft beim Einatmen verantwortlich. Nicht zu unterschätzen sind auch die Zwischenrippenmuskeln sowie die Muskulatur am Hals, Rücken und Bauch, die alle für den Atemvorgang von Bedeutung sind.

Ich habe Ihnen 3 Übungen aufgelistet, die Sie gut zu Hause durchführen können. Beginnen Sie zunächst mit 3 bis 5 Minuten Training täglich. Nach einigen Tagen können Sie die Übungsdauer auf bis zu 3-mal täglich für jeweils 5 Minuten erhöhen. Ziel ist es, 3-mal täglich 10 Minuten zu trainieren. Falls Sie während einer Übung Schmerzen empfinden, sollten Sie diese auslassen.

ÜBUNG: Die Yoga-Wechselatmung

Setzen Sie sich aufrecht hin, und atmen Sie entspannt ein und aus. Drücken Sie mit einer Fingerspitze Ihr rechtes Nasenloch zu. Atmen Sie weiterhin ruhig ein und aus. Spüren Sie, wie der Atemzug jetzt nur durch den linken Nasenflügel erfolgt. Nach 3 Atemzügen wechseln Sie und verschließen das linke Nasenloch. Atmen Sie auch hier 3-mal tief ein und aus. Achten Sie während der Übung weiterhin darauf, dass Sie aufrecht sitzen.

Führen Sie die Übung für insgesamt 3 Minuten aus. Anschließend atmen Sie wie gewohnt weiter.

Bei dieser Übung wird die Lunge stärker gefordert, um den Luftstrom zu ermöglichen. Die Muskeln, die beim Einatmen beteiligt sind, werden gezielt trainiert.

ÜBUNG: Die Zwerchfell-Presse

Legen Sie sich bäuchlings auf den Boden, und entspannen Sie sich. Atmen Sie ein paarmal tief ein und aus. Stellen Sie sich nun vor, Sie würden mit jedem Atemzug die Luft tief in Ihren Bauch schicken, als ob Sie ihn »aufpumpen« wollten. Das Zwerchfell sorgt dann dafür, dass alles im Bauch gegen den Boden gedrückt wird. Spüren Sie, wie Ihr Körper sich mit jedem Atemzug hebt und bei jedem Ausatmen wieder senkt, fast so, als würde er im Rhythmus der Atmung tanzen. Alternativ können Sie Ihren Oberkörper bäuchlings auf einem stabilen Tisch ablegen, während Ihre Beine angewinkelt den Boden berühren.

Fangen Sie mit kleinen Einheiten von 3 Minuten pro Tag an, und steigern Sie sich langsam auf 5 bis 10 Minuten.

ÜBUNG: Die Zwerchfell-Presse light – der Beckenlift

Legen Sie sich zu Beginn entspannt auf den Rücken, stellen Sie Ihre Füße fest auf dem Boden auf, und strecken Sie die Arme über den Kopf nach hinten. Heben Sie nun Ihr Gesäß, sodass Ihr Körper einen Winkel von etwa 35 bis 45 Grad zum Boden bildet. Spüren Sie die Spannung im Rumpf? In dieser Position neigt sich der Bauchinhalt direkt auf das Zwerchfell zu.

Atmen Sie durch die Nase tief ein, und schieben Sie dabei den Bauchinhalt gegen die widerspenstige Schwerkraft nach oben. Merken Sie, wie Ihr Zwerchfell arbeitet? Mit dieser Übung trainieren Sie nicht nur gezielt Ihr Zwerchfell, sondern kräftigen auch Beine, Po und Rücken.

DAS HERZ

DER TAKTGEBER DES LEBENS

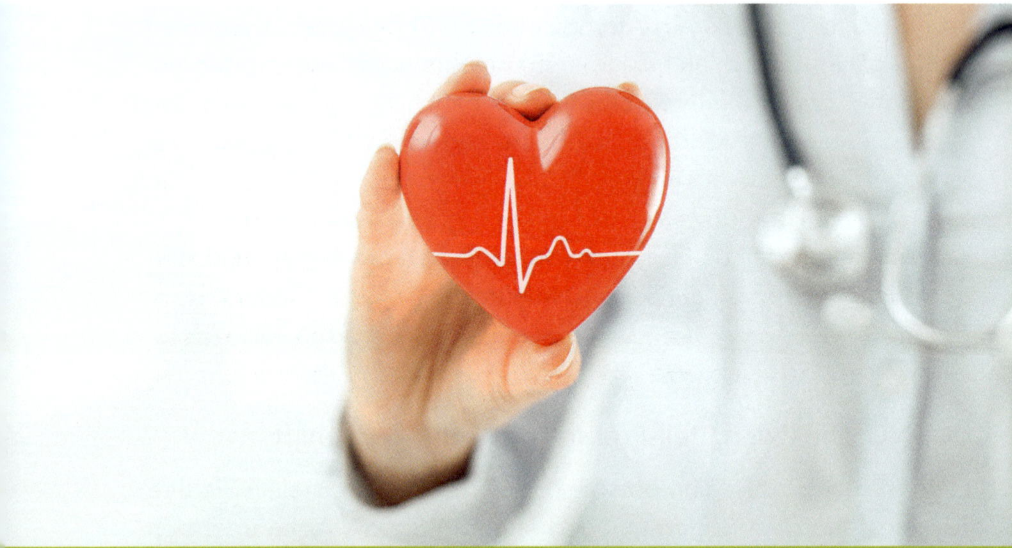

Im tiefsten Inneren des Amazonas, im bolivianischen Dschungel, umgeben von unerforschten Landstrichen und unbekannten Gefahren, lebt der Stamm der Tsimane. Dieses Volk hat die medizinische und wissenschaftliche Gemeinschaft verblüfft, denn die Indigenen gelten als gesündeste Menschen der Welt, wenn es um Herz-, Kreislauf- und Gefäßerkrankungen geht. Ihr Herz ist weitgehend frei von den üblichen Alterserscheinungen und Krankheiten, die den Rest der Welt plagen. Sie haben nur minimale Anzeichen von Herzerkrankungen, und ihre Gefäße zeigen eine erstaunliche Jugendlichkeit, sogar bei den Ältesten des Stammes.

Was ist das Geheimnis dieses abgelegenen Volkes? Wie schaffen sie es, sich vor den tödlichen Herzerkrankungen zu schützen, die so viele Menschen weltweit betreffen?

Die Lebensweise der Tsimane gibt Aufschluss: Sie führen ein aktives Leben, geprägt von Bewegung, Jagd, Fischfang und Landwirtschaft. Ihre Ernährung ist reich an unverarbeiteten Lebensmitteln, hauptsächlich bestehend aus Früchten, Gemüse, Nüssen und magerem Eiweiß. Stress, wie wir ihn kennen, ist in ihrem Leben weitgehend unbekannt.

Diese spannende Entdeckung führt uns auf eine Reise, die nicht nur das Geheimnis der Tsimane aufdeckt, sondern auch erforscht, wie Sie, obwohl Sie in einer modernen Welt leben, von ihren Lebensgewohnheiten lernen und ein gesundes Herz erhalten können. Dieses Kapitel wird Ihnen zeigen, wie Sie Ihr Herz schützen und stärken können, indem Sie alte Weisheiten und modernste Wissenschaft miteinander verbinden.

WISSENSWERTES ÜBER DAS HERZ

Das Herz, verborgen in unserer Brust, ist ein ständig arbeitendes Wunderwerk, das unablässig Blut durch unseren Körper pumpt. Es versorgt jede Zelle und alle Organe mit dem lebensnotwendigen Sauerstoff und den Nährstoffen, die sie zum Überleben brauchen.

Das Herz eines Erwachsenen ist ungefähr so groß wie eine Faust und wiegt 250 bis 350 Gramm. Es schlägt etwa 100000 Mal pro Tag und pumpt dabei rund 7000 Liter Blut durch unseren Körper, und das, ohne jemals zu pausieren. Das Organ besteht aus 4 Binnenräumen, 2 Vorhöfen (Atrien) und 2 Kammern (Ventrikeln) sowie 4 Herzklappen. Es arbeitet wie eine hochpräzise Pumpe, wobei jede Kammer eine spezifische Funktion dabei hat, das Blut durch den Körper zu leiten. Das Herz kann sich an verschiedene Belastungen anpassen und seine Leistung je nach Bedarf steigern oder reduzieren. Wenn Sie zum Beispiel Ihre Wochenendeinkäufe in die Wohnung im fünften Stock tragen, schlägt es schneller, damit die Muskeln mit mehr Sauerstoff versorgt werden. Wenn Sie sich anschließend zum Entspannen auf die Couch legen, wird auch Ihr Herz ruhiger und schlägt langsamer.

Die wissenschaftliche Erforschung des Herzens hat immer neue Erkenntnisse und Therapiemöglichkeiten hervorgebracht. Fortschritte in der Medizin ermöglichen die Behandlung von Herzerkrankungen, die vor einigen Jahrzehnten noch als unheilbar galten. Transplantationen, Bypass-Operationen und Stents sind nur einige der Errungenschaften, die heute Leben retten und verlängern können.

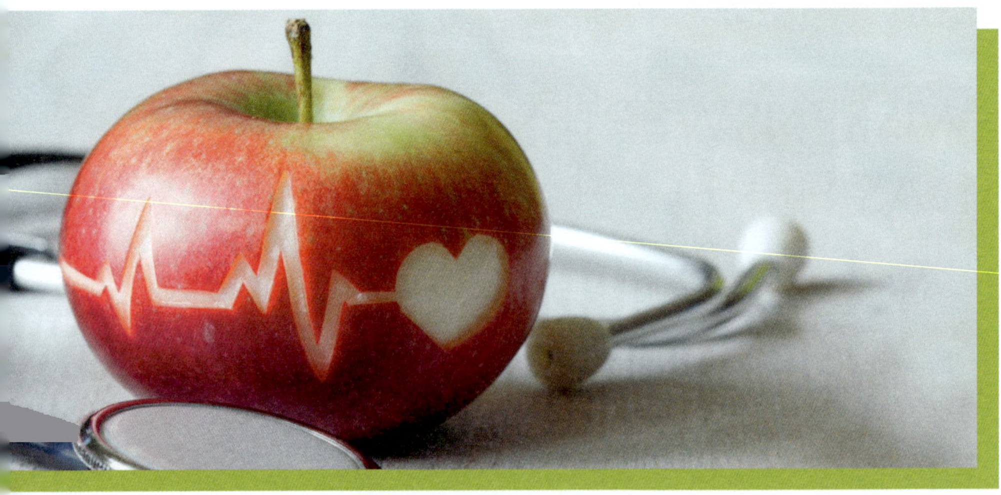

FÜR DIE GESUNDHEIT DES HERZENS

Rauchen

Warum ist Rauchen so riskant? Weil jede einzelne Zigarette Ihren Körper und speziell Ihr Herz belastet. Das Nikotin treibt den Blutdruck in die Höhe, wodurch sich Ihre Blutgefäße verengen. Wenn eine Arterie bereits blockiert ist, kann das Rauchen einen kompletten Verschluss verursachen. Und natürlich leistet der Teer im Zigarettenrauch seinen Beitrag zur gefürchteten Arteriosklerose (eine Erkrankung der Arterien, bei der sich die Gefäße verengen und verdicken und ihre Elastizität verlieren).

Aufhören lohnt sich – und zwar schneller, als Sie denken! Wenn Sie mit dem Rauchen aufhören, werden Sie bereits nach 20 Minuten positive Veränderungen spüren! Ihr Blutdruck normalisiert sich, und nach 10 bis 12 Stunden ist auch der Kohlendioxidspiegel im Blut wieder im grünen Bereich. 2 Tage später riecht die Welt schon wieder ganz anders, weil sich Ihr Geruchssinn verbessert. Halten Sie ein halbes Jahr durch, und Sie haben Ihr Herzinfarktrisiko halbiert.

Zucker – eine süße Gefahr für das Herz

Ein Stück Schokolade oder Kuchen zum Kaffee genießen, wer macht das nicht? Das ist auch absolut in Ordnung. Aber Achtung: Bei regelmäßigem Konsum kann Zucker den Gefäßen ernsthaft schaden und die Bildung von Ablagerungen fördern (Arteriosklerose). Dadurch sammeln sich die Leckereien nicht nur auf den Hüften, sondern belasten auch das Herz.

Ein bewusster Umgang mit Zucker hilft, Ihr Wohlbefinden zu steigern, und schützt auch Ihr Herz. Es geht nicht darum, dass Sie den Zucker komplett vermeiden sollen. Gönnen Sie sich gern mal etwas Süßes, aber genießen Sie es in Maßen.

Vorsicht mit dem Salzkonsum

Salz hat einen schlechten Ruf in Bezug auf die Arterien. Warum das so ist, möchte ich Ihnen hier erklären. Es gibt Vorgänge in Ihrem Körper, die ins Rollen kommen, wenn Sie übermäßig viel Salz zu sich nehmen.

Stellen Sie sich Ihren Körper wie einen großen Wasserbehälter vor. Ihr Blutkreislauf ist dabei ein Netzwerk aus Schläuchen, durch die das Wasser (in diesem Fall das Blut) fließt. Nun spielt Salz, genauer gesagt das darin enthaltene Natrium, eine wichtige Rolle: Natrium zieht Wasser an. Wenn Sie viel Salz essen, gelangt mehr davon in Ihren Körper. Dieses Natrium hat die Eigenschaft, Wasser aus den umliegenden Geweben in die Schläuche (Ihre Blutgefäße) zu ziehen. Dadurch wird der Wasserbehälter (Ihr Körper) voller, und die Schläuche werden stärker unter Druck gesetzt, weil mehr Flüssigkeit durch sie fließt.

Das ist wie bei einem Gartenschlauch: Wenn Sie mehr Wasser hineinpumpen, steigt der Druck im Schlauch. In Ihrem Körper bedeutet das, dass der Blutdruck steigt. Ihr Herz – wie eine Pumpe – muss härter arbeiten, um das Blut durch die Schläuche zu befördern.

Zusätzlich sorgt zu viel Natrium dafür, dass sich Ihre Adern zusammenziehen – wie ein Gartenschlauch, den man mit der Hand zudrückt. Ihr Herz muss also doppelt ackern: Es pumpt nicht nur mehr Blut, sondern auch gegen diesen zusätzlichen Widerstand an. Das führt dazu, dass Ihr Blutdruck in die Höhe schnellt und Ihr Herz sowie Ihre Gefäße stark belastet werden. Langfristig kann das Schäden an den Gefäßen und am Herzen verursachen.

Die WHO und die American Heart Association (AHA) empfehlen, nicht mehr als 5 Gramm Salz pro Tag zu konsumieren. Das ist etwa ein Teelöffel und beinhaltet auch das Salz in verarbeiteten Lebensmitteln.

Let's talk about sex

Sprechen wir über den schönsten Sport der Welt: Sex. Es ist eines der besten Work-outs für Ihr Herz, und das Gute daran ist: Nicht nur Ihr Herz jubelt, auch Ihr Immunsystem, Ihre Fitness und Ihre Seele machen Luftsprünge! Dafür müssen Sie kein Meister und keine Meisterin im Kamasutra sein. Jedes Liebesspiel beschert dem Herzen eine Flut von Glücksbotenstoffen. Ganz oben auf der Liste: Oxytocin – das Kuschelhormon. Es macht nicht nur glücklich, sondern senkt auch den Blutdruck. Endorphine und Östrogene reduzieren Entzündungen und schicken uns ins Traumland. Dopamin und Serotonin streuen Glück und Zufriedenheit und verbessern unser Abwehrsystem.

Also, bleiben Sie aktiv im Schlafzimmer, und tun Sie dabei noch etwas für Herz und Seele!

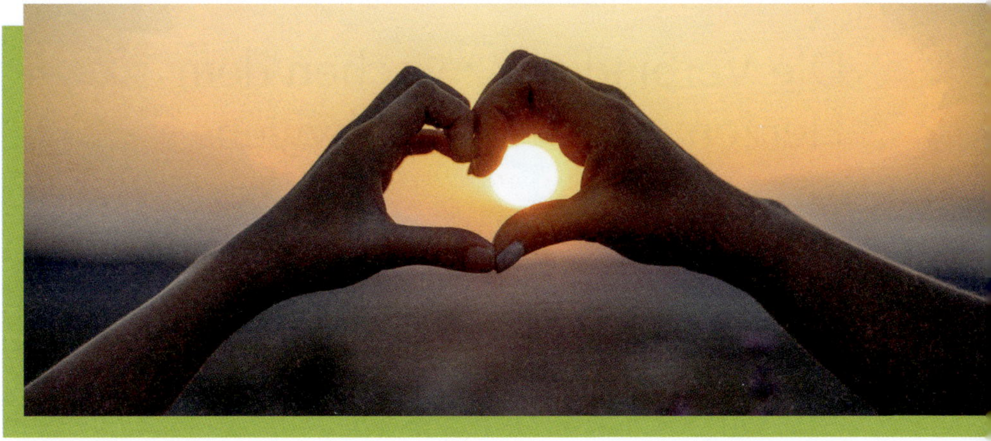

Lachen ist die beste Medizin

Stellen Sie sich folgendes Szenario vor: Sie sind in geselliger Runde, jemand erzählt einen Witz, und im Nu erfüllt herzliches Lachen den Raum. Dieses Gefühl der Freude und Heiterkeit ist nicht nur Balsam für die Seele, sondern auch für Ihr Herz.

Forschungen haben gezeigt, dass Lachen positive physiologische Effekte auf uns hat. Beim Lachen entspannen sich unsere Blutgefäße, und die Durchblutung steigt. Diese Lockerung der Gefäßwände reduziert den Blutdruck und verbessert die Blutzirkulation. Außerdem schüttet der Körper bei solch einer Belustigung Endorphine aus, die den Stresspegel senken. Da Stress als Risikofaktor für Herzerkrankungen gilt, kann ein Lachanfall eine wunderbare Methode sein, das Herz in Schuss zu halten.

Es klingt simpel, aber die nächste Comedy-Show anzuschauen oder Zeit mit humorvollen Freunden und Freundinnen zu verbringen, könnte tatsächlich viel für Ihr Wohlbefinden tun. Ein ausgelassenes Lachen kann nicht nur Ihren Tag verschönern, sondern auch zu einem gesunden Herzen beitragen.

Die Verbindung zwischen dem Herzen und der Mundhygiene

Wenn wir über die Gesundheit unseres Herzens nachdenken, tendieren wir dazu, den Fokus auf unsere Ernährung, Aktivität und Lebensweise zu legen. Des Weiteren ist es aber auch wichtig, an die Mundhygiene zu denken. Sie trägt nicht nur zu einem strahlenden Lächeln bei, sondern ist auch zentral für die Gesundheit Ihres Herzens.

In den letzten Jahren konnte eine interessante Verbindung zwischen der Mund- und der Herzgesundheit nachgewiesen werden. Bakterien, die für Zahnfleischentzündungen und Plaque verantwortlich sind, können in den Blutkreislauf gelangen und dort Entzündungen auslösen, die dann wiederum zu Herz-Kreislauf-Erkrankungen führen können.

Doch kein Grund zur Beunruhigung: Die gute Nachricht ist, dass Sie die Kontrolle über diese Risikofaktoren haben. Alles beginnt mit einer konsequenten Mundhygiene. Hier sind ein paar Maßnahmen, die Sie regelmäßig umsetzen sollten:

- **Zähne putzen:** 2-mal täglich hilft, Plaque und Bakterien zu beseitigen.
- **Verwendung von Zahnseide:** Zahnseide kommt an Orte zwischen den Zähnen, die die Zahnbürste nicht erreicht.
- **Zahnarztbesuche:** Professionelle Reinigungen und Untersuchungen sind wichtig, um Probleme frühzeitig zu identifizieren und zu beheben.

Die Beziehung zwischen der Gesundheit unseres Mundes und der unseres Herzens ist ein hervorragendes Beispiel dafür, wie die Bereiche unseres Körpers auf komplexe und oft unerwartete Weise zusammenarbeiten. Sie demonstriert, dass der Weg zur Gesundheit weit über das Naheliegende hinausgeht.

Es ist an der Zeit, die Zahnpflege nicht nur als Teil Ihrer Beauty-Routine zu sehen, sondern auch als Baustein Ihres Gesundheitsprogramms. Ihr Herz und Ihr Lächeln verdienen es.

Hydration

Der Mensch besteht zu ca. 60 Prozent aus Wasser. Bei einem Mangel von nur 2 Prozent kann es schon zu Konzentrationsproblemen kommen. Bei 12 Prozent wird es sogar richtig brenzlig. Also: Halten Sie Ihren Wasserspiegel hoch!

Auch für das Herz ist ausreichend Wasser unentbehrlich. Bei Wassermangel verdickt das Blut und kann nicht mehr so leicht durch die Adern fließen, sodass das Herz mehr arbeiten muss. Zusätzlich wird der Elektrolythaushalt gestört, was Herzrhythmusstörungen zur Folge haben kann.

Wie viel sollten Sie pro Tag trinken?

Empfehlungen unterscheiden sich je nach den individuellen Bedürfnissen. Die Mengen orientieren sich an Körpergewicht, Aktivität (viel Bewegung oder Sport erhöht den Wasserbedarf), Umgebung (Hitze und Trockenheit führen zu mehr Flüssigkeitsverlust durch Schwitzen) sowie Faktoren wie der Ernährung (salzreiche Kost oder proteinreiche Diäten erhöhen den Wasserbedarf) und der Gesundheit (Symptome wie Fieber oder Durchfall verlangen mehr Flüssigkeit).

Die Deutsche Gesellschaft für Ernährung (DGE) empfiehlt für Erwachsene etwa **1,5 bis 2,5 Liter Wasser pro Tag,** abhängig von Gewicht und Stoffwechsel. Die Standardempfehlungen für die Wassermenge bei normaler Aktivität und moderaten Temperaturen sind demnach:

- 50 Kilogramm: 1,5 Liter pro Tag
- 70 Kilogramm: 2,0 Liter pro Tag
- 90 Kilogramm: 2,5 Liter pro Tag
- 110 Kilogramm: 3,0 Liter pro Tag

Für Menschen mit höherem Flüssigkeitsbedarf wie Fitnessfans oder Personen, die in warmen Klimazonen leben oder dort Urlaub machen, sehen die Richtwerte so aus:

- 50 Kilogramm 2,0 Liter pro Tag
- 75 Kilogramm 3,0 Liter pro Tag
- 90 Kilogramm 4,0 Liter pro Tag

Machen Sie's smart – mit einer Trink-App!

Mit den vielen cleveren Apps vergessen Sie nie wieder, zu trinken. In einem regelmäßigen Turnus ertönt ein Geräusch und mahnt zum Wassertrinken. Ein echter Gamechanger – probieren Sie es aus!

Sport tut dem Herzen gut

Ihr Herz ist ein Muskel. Je mehr es trainiert wird, desto stärker wird es. Bewegung fördert die Durchblutung, verbessert die Sauerstoffversorgung und trainiert das Herz-Kreislauf-System. Ein kräftiges Herz pumpt effizienter und entlastet somit Ihren gesamten Organismus.

Doch körperliche Aktivität schützt nicht nur Ihr Herz, sondern auch Ihre Gefäße. Sie hilft, den Blutdruck zu senken, das schlechte Cholesterin zu reduzieren und den Blutzuckerspiegel zu regulieren. Dies sind allesamt wichtige Faktoren für ein gesundes Herz.

Aber es muss nicht gleich der Marathon sein! Schon regelmäßige Spaziergänge, Fahrradfahren oder Schwimmen können Wunder wirken. Wählen Sie Aktivitäten, die Ihnen Spaß machen, denn nur dann bleiben Sie auch langfristig dabei. Also, ob Tanz, Tennis oder Tai-Chi – wichtig ist, dass Sie in Bewegung kommen.

Möglicherweise entsteht jetzt der Eindruck, dass das alles recht simpel ist. Tatsächlich kann die Implementierung einer regelmäßigen sportlichen Routine aber Herausforderungen mit sich bringen. Hier gilt: Setzen Sie sich realistische Ziele, und steigern Sie sich langsam. So vermeiden Sie Überlastung und Frust.

Die Magie des gesunden Schlafs

In unserer überhasteten und oftmals überfordernden Welt neigen wir dazu, den Schlaf zu unterschätzen und sogar zu vernachlässigen. Wir verlangen ständig mehr von uns und vergessen dabei oft, wie lebenswichtig ein gesunder Schlaf ist. Er ist ein zentraler Baustein eines vitalen und herzgesunden Lebens.

Während wir schlafen, wird im Hintergrund fleißig gearbeitet: Zellschäden werden repariert, Energiereserven wieder aufgefüllt, und das Herz- und Kreislaufsystem kommen zur Ruhe. Schlaf ist der Zeitraum, in dem unser Herz »ausatmen« und sich auf die Herausforderungen des nächsten Tages vorbereiten kann. Schlafmangel kann daher fatale Folgen für unser Herz haben: Er kann Bluthochdruck fördern, zu Gewichtsproblemen führen und das Risiko für Herz-Kreislauf-Erkrankungen sowie Schlaganfälle erhöhen.

Wie finden Sie nun zu einem erholsamen Schlaf? Überprüfen Sie Ihre Schlafumgebung auf Störquellen, halten Sie regelmäßige Schlafzeiten ein, und integrieren Sie entspannende Abendrituale. Sollten Sie dennoch das Gefühl haben, Ihr Schlaf könnte besser sein, zögern Sie nicht, professionellen Rat einzuholen. Für weitere Tipps, lesen Sie im Kapitel »Das Gehirn« auf Seite 10 nach.

Vitamine und Nährstoffe

Ihr Herz will mit den besten Kraftstoffen versorgt werden, um Sie voller Energie durchs Leben zu bringen. Hier finden Sie die Helfer, die Ihr Herz in Schwung bringen und halten.

OMEGA-3-FETTSÄUREN

Omega-3-Fettsäuren bekämpfen Entzündungen und sorgen für einen ausgeglichenen Blutdruck.

Sie finden in Fischen wie Lachs, Sardine und Makrele oder auch in Walnüssen und Leinsamen.

MAGNESIUM

Ein echter Tausendsassa fürs Herz! Magnesium reguliert den Herzrhythmus und unterstützt die Kontrolle des Blutdrucks.

Gute Quellen sind Nüsse, Samen und dunkles Blattgemüse.

KALIUM

Kalium ist nicht zu unterschätzen, wenn es um den Blutdruck und den Flüssigkeitshaushalt geht.

Zu finden ist es v. a. in Banane, Orange, Melone und Spinat.

ANTIOXIDANTIEN (VITAMIN E & C)

Ihre Zellen brauchen Schutz vor freien Radikalen. Hier kommen Antioxidantien ins Spiel.

Schenken Sie Ihrem Körper Schutz, und essen Sie Beeren, Zitrusfrüchte und Nüsse.

FOLSÄURE (VITAMIN B9)

Folsäure ist ein essenzielles B-Vitamin, das den Homocystein-Spiegel im Blut senken kann.

Reichlich davon finden Sie in dunklem Blattgemüse, Avocado und Hülsenfrüchten.

BALLASTSTOFFE

Nicht nur Ihr Darm, auch Ihr Herz liebt Ballaststoffe.

Vollkorn, Obst, Gemüse und Hülsenfrüchte sollten auf Ihrem Speiseplan nicht fehlen.

COENZYM Q 10 (COQ 10)

CoQ 10 spielt eine zentrale Rolle bei der Energieproduktion in den Zellen und unterstützt die Herzfunktion.

Es steckt in Fleisch, Geflügel und Fisch sowie in Nüssen und Samen.

VITAMIN D

Lassen Sie die Sonne rein! Ein Mangel an Vitamin D kann das Risiko von Herzkrankheiten erhöhen.

Gute Quellen, neben dem Sonnenlicht, sind fetter Fisch und angereicherte Milch(ersatz)produkte.

FLAVONOIDE

Flavonoide haben antioxidative Eigenschaften, die das Risiko von Herzkrankheiten reduzieren können.

Sie kommen in dunkler Schokolade, Beeren, Tee und Äpfeln vor.

Kombinationstipp: Versuchen Sie, Nährstoffe aus verschiedenen Quellen zu kombinieren. Ein Salat aus Spinat, Avocado, Walnüssen und Orangenscheiben bietet eine Herzschutz-Kombination aus Magnesium, Kalium, Omega-3-Fettsäuren und Vitamin C.

KALZIUM

Das Herz, der Motor unseres Lebens, benötigt eine konstante Versorgung mit verschiedenen Mineralien, um richtig zu funktionieren. Unter diesen spielt Kalzium eine herausragende Rolle, denn es ist direkt in die elektrophysiologischen Prozesse des Herzens involviert. Das Mineral unterstützt den komplizierten Vorgang der Herzmuskelkontraktion und -entspannung, denn es erzeugt das elektrische Signal, das die Herzschläge auslöst, und leitet es weiter. Kalzium strömt in die Herzmuskelzellen ein und löst das Zusammenziehen der Muskelfasern aus, was wir als Herzschlag wahrnehmen. Danach wird es wieder aus den Zellen hinausgepumpt, damit diese sich entspannen können, und der Zyklus beginnt von vorn.

Als Forscher und Forscherinnen herausfanden, dass zu viel oder zu wenig Kalzium schwerwiegende Folgen wie Arrhythmien, Herzinsuffizienz oder sogar den plötzlichen Herztod haben kann, veränderte das die Art und Weise, wie Ärzte und Ärztinnen Herzkrankheiten behandelten, und welche präventiven Maßnahmen Sie empfahlen. Sie begannen, die Bedeutung einer ausgewogenen Ernährung und der Überwachung des Kalziumhaushalts für die Herzgesundheit zu betonen. Diese Entdeckung rettete und verbesserte Millionen von Leben weltweit und ist ein perfektes Beispiel dafür, wie groß der Einfluss eines einzelnen Minerals auf unsere Gesundheit und das Überleben sein kann.

Kalzium ist in vielen grünen Gemüsesorten, in Obst sowie in Milch und Milchprodukten wie Käse enthalten.

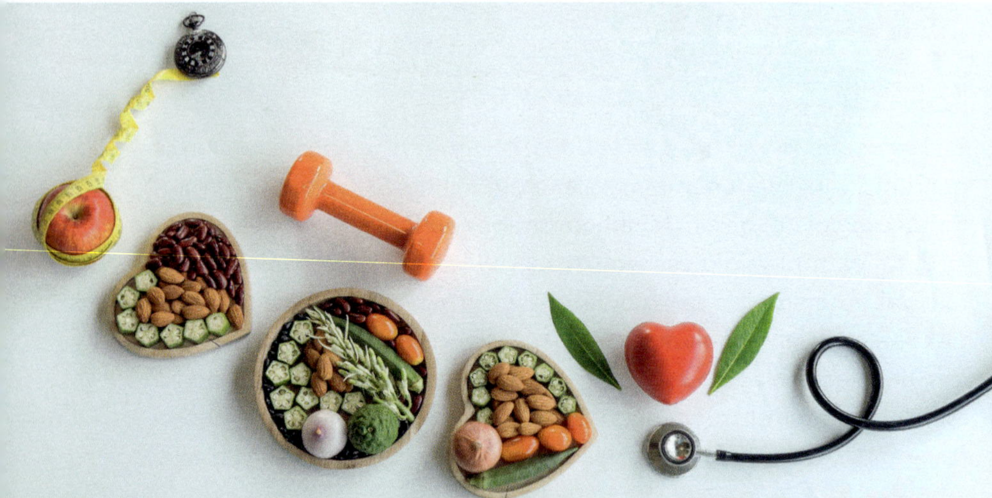

Übungen und Aktivitäten

Sicherheit geht vor

Wenn Sie gesundheitliche Probleme haben, speziell mit dem Herzen, dann lassen Sie solche Tests! Bei Unwohlsein, Schwindel oder Schmerzen während des Tests brechen Sie sofort ab. Holen Sie sich eine professionelle Meinung ein, bevor Sie weitermachen.

ÜBUNG: Herz-Check mit dem Stufentest

Wenn Sie fit werden und bleiben möchten, sollten Übungen für das Herz ein wesentlicher Bestandteil Ihrer Fitness-Work-outs sein. Damit Sie Ihr Cardio-Training möglichst effizient gestalten und Ihr Herz weder über- noch unterfordern, habe ich hier ein Tool für Sie, mit dem Sie Ihre Herzgesundheit auf die Probe stellen: den Stufentest.

Vorbereitung:

- Suchen Sie sich eine Treppe mit mindestens 10 Stufen. Die Treppe sollte stabil und sicher sein.
- Führen Sie vor Beginn des Tests ein leichtes Aufwärmtraining durch, um die Muskulatur zu lockern und Verletzungen vorzubeugen. Springen, Laufen, Dehnen – es muss nicht exzessiv sein, nur genug, um die Muskeln zu lockern.

Ausführung:

- Laufen Sie nun für 3 Minuten die Stufen hinauf und wieder hinunter. Finden Sie ein konstantes Tempo, und bleiben Sie dabei.
- Nach einer Ruhephase von 3 Minuten überprüfen Sie Ihre Herzfrequenz. Dazu legen Sie Ihre Finger (am besten Zeige- und Mittelfinger) auf eine Stelle, an der der Puls gut spürbar ist – z. B. am Handgelenk oder am Hals seitlich der Luftröhre. Zählen Sie

dann für genau 15 Sekunden, wie oft Ihr Herz schlägt. Multiplizieren Sie diesen Wert anschließend mit 4, um Ihre Herzfrequenz pro Minute zu ermitteln. Das Ergebnis ist Ihre Herzfrequenz pro Minute.

- Entspannen Sie sich, atmen Sie ruhig ein und aus, und messen Sie Ihre Herzfrequenz nochmals nach weiteren 1, 2 und 3 Minuten. Wie fühlt sich Ihr Körper an? Wie schnell normalisiert sich Ihr Puls wieder?

Auswertung:
Wenn Ihre Herzfrequenz schnell wieder in den Ruhebereich zurückkehrt, ist Ihre kardiologische Fitness in der Regel gut. Sinkt sie hingegen eher langsam ab, könnte das ein Anzeichen dafür sein, dass Sie an Ihrer Fitness arbeiten sollten.

Auch Ihre Atmung und der Grad der Erschöpfung sind wichtige Indikatoren für Ihre Fitness. Dieser Test ist ein kleiner, aber effektiver Weg, ein Gefühl für die Leistungsfähigkeit Ihres Herzens zu bekommen.

Ein mögliches Cardio-Training könnte sein:
Fahrradfahren, zügiges Gehen, Treppensteigen oder Schwimmen. Auch Gartenarbeit wie das Rasenmähen kann zur Verbesserung Ihrer Ausdauer beitragen.

- Trainingshäufigkeit: 3 bis 5 Mal pro Woche
- Trainingsintensität: 50 bis 70 Prozent der maximalen Herzfrequenz (HFmax = 220 - Lebensalter)
- Dauer: 30 bis 60 Minuten pro Einheit

DAS VERDAUUNGS-SYSTEM

VOM ERSTEN BISSEN ZUR ENERGIE

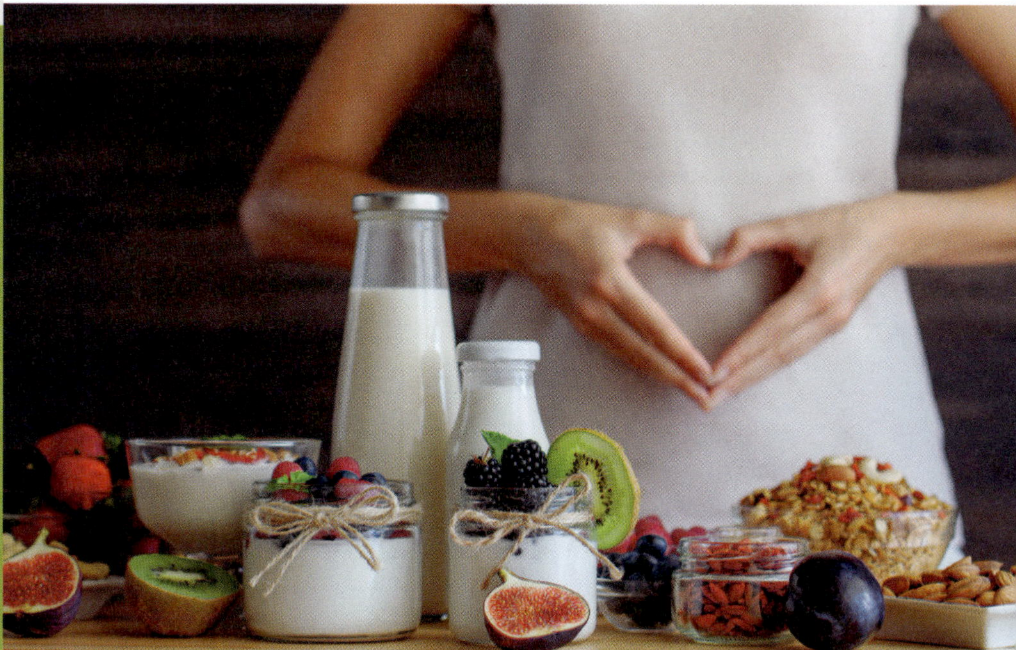

Der US-amerikanische Präsident Dwight D. Eisenhower erlitt 1956 während seiner zweiten Amtszeit einen Darmverschluss, der auf eine Ischämie (Mangel an Blutversorgung) im Dünndarm zurückzuführen war. Dies führte zum Absterben eines Teils seines Darms. Eisenhower musste sich einer dringenden Operation unterziehen, in der

der betroffene Darmabschnitt entfernt wurde. Der Vorfall war für die Vereinigten Staaten beunruhigend, da die Gesundheit des Präsidenten von nationaler Bedeutung ist und die medizinischen Technologien und Kenntnisse der 1950er-Jahre nicht so fortgeschritten waren wie heute.

Eisenhowers Erkrankung und seine anschließende Genesung wurden von den Medien verbreitet, und es entstand eine Diskussion über die Auswirkungen der Gesundheit des Präsidenten auf seine Fähigkeit, das Land zu führen – besonders in einer so kritischen Phase wie dem Kalten Krieg. Die Operation und die Erholung hatten auch politische Auswirkungen und beeinflussten sogar den Präsidentschaftswahlkampf im Jahr 1956, bei dem seine Gesundheit und seine Fähigkeit, eine zweite Amtszeit zu absolvieren, von den Medien und politischen Gegnern infrage gestellt wurden. Am Ende bewältigte Eisenhower diese persönliche Gesundheitskrise und die Wiederwahl.

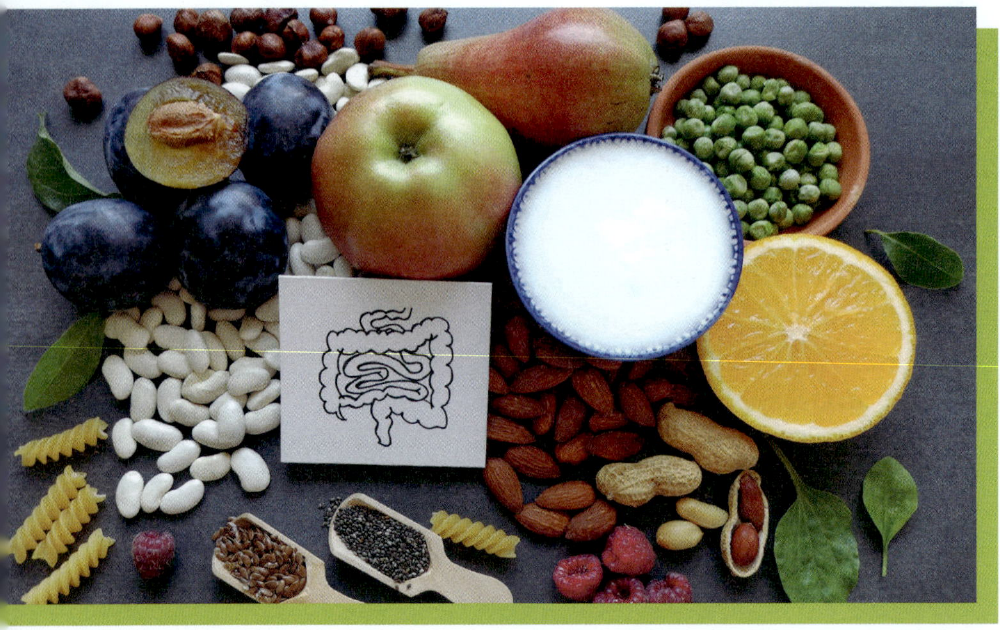

WISSENSWERTES ÜBER DAS VERDAUUNGSSYSTEM

Der Mensch ist ein komplexes, wandelndes Ökosystem. Ein Großteil dieser Komplexität entfaltet sich im Verdauungssystem.

Stellen Sie sich das Verdauungssystem als eine Art hoch entwickelte Bio-Fabrik vor, in der Ihre Nahrung in nutzbare Energie umgewandelt wird. Alles beginnt im **Mund,** wo Ihre Zähne und die Enzyme im Speichel die Nahrung zerkleinern, als würden kleine Bauarbeiter mit Hämmern und Sägen arbeiten, um das Material in handhabbare Stücke zu zerlegen.

Nach dieser ersten Etappe gelangt die zerkleinerte Nahrung in den **Magen.** Sie wird mit Magensäure gemischt, einer aggressiven Substanz, die die meisten Bakterien abtötet und das Gegessene weiter zerlegt. Die Kohlenhydrate wie Reis oder das Frühstücksbrötchen haben es ziemlich eilig, ihre Reise fortzusetzen. Gerade einmal 1 bis 2 Stunden verbleiben sie im Magen. Etwa 2 bis 4 Stunden Zeit nehmen sich die Proteine, die sicherstellen wollen, dass alles ordentlich verdaut wird. Die Fette kosten die Reise wirklich aus und verbringen mitunter mehr als 6 Stunden in der behaglichen Umgebung des Magens. Dabei bewirken sie, dass alles in einem ruhigen, bedächtigen Tempo abläuft, indem sie den Übergang des Nahrungsbreis in den Dünndarm elegant verlangsamen.

Mit einem Volumen von gerade einmal 50 Millilitern ist der Magen nicht besonders groß. Er kann sich jedoch großzügig auf 1 bis 1,5 Liter ausdehnen. Champions im Wettessen schaffen sogar eine Vergrößerung auf bis zu 4 Liter. Dies erreichen sie durch ein spezielles Training, bei dem sie ihren Magen schrittweise dehnen, indem sie große Mengen Wasser oder Nahrung in kurzer Zeit zu sich nehmen. Das erlaubte es Joey Chestnut, 2024 bei einem Hotdog-Wettessen in Las Vegas 83 Hotdogs in nur 10 Minuten zu vertilgen. Aus gesundheitlichen Gründen kann ich Ihnen nicht empfehlen, diesen Rekord zu brechen. Ein einmal überdehnter Magen bildet sich leider nur schwer zurück.

Nach dem Magen beginnt der **Dünndarm,** der mit 4 bis 6 Metern der längste Teil des Darms ist. Hier wird die zähe Nahrungsmasse durch verschiedene Enzyme in noch kleinere Moleküle zerlegt. Im Dünndarm finden zum größten Teil die Verdauung und Absorption statt. Während Enzyme Proteine, Fette und Kohlenhydrate in ihre kleinsten Bestandteile zerlegen, sorgt die gewundene Struktur der Schleimhaut dafür, dass so viele Nährstoffe wie möglich absorbiert werden.

Die Oberfläche des Dünndarms ist beeindruckend groß, insbesondere, wenn man seine tatsächliche Größe im menschlichen Körper berücksichtigt. Dank der unzähligen mikroskopisch kleinen Ausstülpungen, bekannt als »Villi« und »Mikrovilli«, die die Wände des Dünndarms auskleiden, erstreckt sich die gesamte Absorptionsfläche auf 200 bis 300 Quadratmeter. Dies entspricht in etwa der Größe eines Tennisplatzes. Diese weitläufige Fläche ist entscheidend für die effiziente Aufnahme einer großen Menge von Nährstoffen aus der Nahrung. Jede der kleinen Ausstülpungen ist mit Blutgefäßen verbunden, die die aufgenommenen Nährstoffe durch den Körper transportieren, um unsere Zellen zu versorgen.

EXKURS

Obwohl er lange Zeit als nutzlos oder rudimentäres Überbleibsel betrachtet wurde, fanden Forscher in den vergangenen Jahren heraus, dass er ein wichtiger Bestandteil unseres Immunsystems ist: der **Appendix** (Blinddarm). Besonders während der Kindheit agiert er als eine Art »Trainingszentrum« für das Immunsystem, indem sein lymphatisches Gewebe die Entwicklung und Aktivierung der weißen Blutkörperchen, der Lymphozyten, unterstützt. Diese lernen, wie sie Infektionen effektiv bekämpfen.

Eine weitere Theorie besagt, dass der Blinddarm, insbesondere der Wurmfortsatz, ein sicherer Hafen für nützliche Bakterien ist. Diese sollen helfen, den Verdauungstrakt nach Krankheiten, die Durchfall verursachen, wieder zu bevölkern.

Doch trotz seiner nützlichen Fähigkeiten ist der Blinddarm nicht immun gegen eigene Probleme. Die Appendizitis, die Entzündung genau dieses kleinen Organs, ist ein häufiger Grund für ungeplante Besuche im Krankenhaus. Diese Entzündung entsteht manchmal durch eine unglückliche Blockade mit Stuhl, der den richtigen Weg nicht gefunden hat. In anderen Fällen durch angriffslustige Infektionen oder durch eine Überreaktion des Immunsystems selbst. Manche Menschen haben auch einfach das genetische Los gezogen, eine Appendizitis zu entwickeln.

Vom Dünndarm gelangt der Nahrungsbrei in den **Dickdarm,** dessen Länge sich auf ungefähr 1,5 Meter erstreckt. In dieser Phase der Verdauung wird dem Speisebrei Wasser entzogen, und was übrig bleibt, wird zu festem Kot modelliert. Man könnte den Dickdarm metaphorisch als eine effiziente Wiederaufbereitungsstation betrachten, die akribisch darauf achtet, dass keine Ressourcen ungenutzt bleiben und eine nachhaltige Verarbeitung gewährleistet wird.

Darmkrebs

Die meisten Krebserkrankungen, die unseren Darm betreffen, treten im Dickdarm auf. Die genaue Ursache dafür ist bislang noch unbekannt, es wird aber vermutet, dass die im Vergleich zu anderen Darmabschnitten längere Verweildauer von Stuhl und somit möglichen Karzinogenen das Krebsrisiko erhöhen könnte.

Katie Couric, eine bekannte amerikanische Journalistin, wurde unerwartet mit der Realität von Dickdarmkrebs konfrontiert, als ihr Ehemann Jay Monahan 1998 im Alter von nur 42 Jahren daran starb. Der Tod ihres Mannes stürzte Katie Couric in eine tiefe Trauer und wurde ein Wendepunkt, der ihre Perspektive und ihre Karriere beeinflusste. Aus der Asche ihrer persönlichen Tragödie erhob sie sich mit einer festen Entschlossenheit, das Bewusstsein für Dickdarmkrebs zu schärfen und dessen Früherkennung zu fördern. Sie nutzte ihre Bekanntheit als TV-Persönlichkeit und entschied sich, eine Koloskopie live im Fernsehen durchzuführen. Dieser mutige Akt war nicht nur eine zutiefst persönliche Geste des Gedenkens an ihren verstorbenen Ehemann, sie diente auch dazu, auf eine Erkrankung aufmerksam zu machen, die oft im Schatten stand, trotz ihrer erheblichen Morbidität und Mortalität. Ihre Bemühungen haben zweifellos dazu beigetragen, das Thema »Dickdarmkrebs« zu enttabuisieren und das Bewusstsein für Vorsorgeuntersuchungen und Risikofaktoren zu erhöhen. Katie Couric hat durch ihre Arbeit und ihre eigene, berührende Geschichte Aufmerksamkeit auf die Gefahr des Dickdarmkrebses gelenkt und dabei möglicherweise zahlreiche Leben durch Förderung der Früherkennung gerettet.

FÜR DIE GESUNDHEIT DES VERDAUUNGSSYSTEMS

»Eine Reise von tausend Meilen beginnt
mit einem einzigen Schritt.«

Das berühmte Zitat des chinesischen Philosophen Laotse kann gut auf die Bedeutung unseres Verdauungssystems übertragen werden. Denn dessen Gesundheit ist die Grundlage für Energie, Vitalität und Wohlbefinden im Alltag. Doch wie gelingt es uns, diese essenzielle Körperfunktion langfristig zu fördern? Wie bewahren wir die Balance, vermeiden Beschwerden und senken das Risiko ernsthafter Erkrankungen? Die Antwort liegt in einer Kombination von Achtsamkeit, gesunder Ernährung und einem Lebensstil, der unserem Darm guttut.

Hier sind einige praktische Tipps und Erkenntnisse, die Ihnen helfen können, Ihre Verdauung auf natürliche Weise zu unterstützen.

Munterer Magen: So kommt er in Topform

Ihr Magen ist nicht nur ein akribischer Koch, der Ihre Mahlzeiten für die Verdauung vorbereitet, er ist auch ein empfindsamer Künstler, der auf seine Umgebung achtet. Um ihn gesund zu halten, können Sie einige Dinge tun:

- **Ausgewogene Ernährung:** Nehmen Sie Obst, Gemüse, Vollkornprodukte und genug Flüssigkeit in einem ausgewogenen Verhältnis zu sich. Mit Säure und scharfen Speisen sollten Sie sparsam sein. Der Magen produziert Salzsäure, die zusammen mit anderen Verdauungsenzymen die Nahrung zersetzt. Wenn Sie zu viele säurehaltige Lebensmittel wie Zitrusfrüchte oder Tomaten zu sich nehmen, kann das den Säuregehalt im Magen erhöhen und zu Sodbrennen, Schmerzen oder Verdauungsproblemen führen. Auch scharfe Speisen, die Capsaicin enthalten, können die Magenschleimhaut reizen und so zu Unwohlsein, Brennen und manchmal auch zu Magenschmerzen führen.
- **Essen mit Bedacht:** Wenn Sie in Eile essen und die Nahrung nicht gründlich kauen, hat es Ihr Magen schwer. Das liegt daran, dass er große Bissen nicht optimal verarbeiten kann. Indem Sie langsam essen und jedes Stück gründlich kauen, zerkleinern Sie die Nahrung in leichter verdauliche Stücke und erleichtern somit die Arbeit des Magens. Zudem beginnt der Verdauungsprozess bereits im Mund. Beim Kauen mischt sich der Speichel mit der Nahrung und spaltet durch Enzyme die Kohlenhydrate auf. Das reduziert die Arbeitslast für den Magen und hilft, Nährstoffe aufzunehmen.
- **Vermeiden Sie Überessen:** Sollten Sie nicht wie Joey Chestnut an einem Schnellesswettbewerb teilnehmen wollen, vermeiden Sie es, zu schlingen. Bei zu hastigem Essen können die kleinen Dehnungsrezeptoren im Magen nicht schnell genug reagieren. Diese melden dem Gehirn, dass der Magen gut gefüllt ist und wir mit dem Essen aufhören können. Wenn wir langsam essen, hat das Gehirn Zeit, das Sättigungsgefühl zu erkennen, bevor wir zu viel zu uns genommen haben. Mit Bedacht zu essen, bedeutet auch, das Essen wirklich zu genießen, die verschiedenen Geschmäcke und Texturen wahrzunehmen. Wir essen achtsamer, sind zufriedener und haben eine gesündere Beziehung zur Nahrung.

- **Verdauung unterwegs:** In unserer schnelllebigen Welt wird das Essen oft zur Nebensache – wir essen im Gehen, auf dem Weg zur Arbeit, zum nächsten Termin oder, während wir andere Aufgaben erledigen. Aber was bedeutet es eigentlich für unseren Körper und unseren Geist, wenn wir im Gehen essen? Ist unser Körper in Bewegung, kann er sich nicht vollständig auf die Verdauung konzentrieren. Das kann zu einer weniger effizienten Verwertung führen. Der Körper ist darauf ausgerichtet, Nahrung am besten zu verarbeiten, wenn wir uns in einer ruhigen, sitzenden Position befinden. Auch unser Sättigungsgefühl wird beeinflusst. So kann es uns unterwegs passieren, dass wir mehr essen als nötig. Der Grund ist, dass wir weniger auf die Signale unseres Körpers achten, die uns sagen, dass wir satt sind.

Vitamine und Nährstoffe

PROBIOTIKA

Probiotika sind lebende Bakterienstämme, die uns helfen, wieder Balance in unsere Darmflora zu bringen. Diese ist ein sensibles System, das aus vielen verschiedenen Bakterienarten besteht, die dafür sorgen, dass der Darm richtig funktioniert und unsere Verdauung reibungslos abläuft. Wenn das Verhältnis der Bakterien in unserem Darm gestört ist, kann es zu gesundheitlichen Problemen kommen.

Nahrungsmittel wie Joghurt, Kefir und Sauerkraut sind probiotische Ritter in glänzender Rüstung. Wie gut probiotisch angereicherte Joghurts die Magenpassage überleben, wird weiterhin kontrovers diskutiert. Ich empfehle daher die zusätzliche Einnahme von Probiotika-Kombipräparaten in Form von magensaftresistenten Kapseln.

PRÄBIOTIKA

Präbiotika sind unverdauliche Nahrungsbestandteile, die den menschlichen Darmtrakt und die Verdauung regulieren. Sie sind an der Produktion von Vitamin K sowie B-Vitaminen beteiligt und tragen so zur Gesundheit des Darms bei. Anders als die Probiotika werden sie nicht im Dünndarm resorbiert und gelangen so relativ unverändert in den Dickdarm. Für die Probiotika wirken sie wie Dünger, sodass sich die nützlichen Bakterien schneller vermehren. Gleichzeitig haben es schädliche Bakterien schwerer, sich auszubreiten, und die Aufnahme von Magnesium und Kalzium wird verbessert.

Präbiotika kommen in vielen Lebensmitteln vor, z.B. in Banane, Zwiebel, Knoblauch, Artischocke und Haferflocken. Als Nahrungsergänzung sind Kombinationen aus Probiotika und Präbiotika sinnvoll. Diese werden dann als »Synbiotika« bezeichnet.

FLOHSAMEN

Flohsamen sind kleine, weiße Samen, die von einer Pflanze namens »Plantago ovata« produziert werden. Sie ist auch unter den Namen »Wegerich« und »Tausendgüldenkraut« bekannt und kommt in vielen Teilen der Welt vor. Im reifen Zustand springen die Samen wie hüpfende Flöhe aus ihrer Schale. Das führte dann auch zu der hierzulande bekannten Bezeichnung »Flohsamen«. Die meisten Ballaststoffe finden sich in der Schale. Flohsamen gelten seit Jahrhunderten als natürliches Heilmittel gegen Verdauungsprobleme. Sie quellen in Flüssigkeit extrem auf und bilden ein Gel, das die Darmwand schützt und Reizungen lindern kann. Außerdem regulieren Flohsamen den Stuhlgang, indem sie überschüssige Flüssigkeit im Darm binden und so Verstopfung vorbeugen. Einige Studien haben gezeigt, dass Flohsamenextrakte die Symptome von Reizdarmsyndrom (RDS) verbessern können. RDS ist eine häufige Erkrankung, bei der Patienten und Patientinnen unter Bauchschmerzen, Blähungen, Durchfall oder Verstopfung leiden.

Das Pulver der Flohsamenschalen kann das 50-Fache seines Eigengewichts in Form von Wasser binden. Deswegen sollten Sie immer viel trinken, wenn Sie es verzehrt haben. Die empfohlene Tagesdosis beträgt 3 bis 6 Gramm. Im Rahmen einer Darmreinigung können Sie die Dosis auf 9 Gramm erhöhen.

Achtung: Flohsamen dürfen nicht zusammen mit Medikamenten eingenommen werden, da dies die Wirkung der Medikamente reduzieren kann. Ein Abstand von 2 bis 2,5 Stunden gilt jedoch als unbedenklich. Bei einem Darmverschluss dürfen Flohsamenschalen nicht eingenommen werden. Durch die aufquellende Wirkung würde die Darmpassage noch weiter eingeengt.

ANTIBIOTIKA SCHADEN DEM DARM

Die Entdeckung des Penicillins war für die Menschheit ein großer Segen. Schwerwiegende bakterielle Infektionen aufgrund kleinster Schnittverletzungen waren bis dahin leider keine Seltenheit. Und so trat das Penicillin seinen Siegeszug um die ganze Welt an.

Heute sprechen wir eher von »Antibiotika«. Der Begriff kommt aus dem Griechischen und bedeutet »gegen das Leben«. Antibiotika richten sich gegen die Bakterien in unserem Körper. Leider führt das dazu, dass sie uns nicht nur von krank machenden Bakterien befreien, sie gehen auch gegen die Bakterien in unserem Darm vor, die für uns lebenswichtig sind. Das führt zu Störungen in unserem Darm-Ökosystem. Das Antibiotika »Erythromycin« regt die Darmbewegung an. Dadurch bleibt der Speisebrei kürzer im Darm, weshalb er weniger eingedickt wird. Daher kann es passieren, dass Sie nach einer Antibiotikakur plötzlich unter Durchfall leiden.

Übungen und Aktivitäten

Spazieren gehen als Massage für den Darm

Sie kennen es sicher – das Gefühl der Schläfrigkeit nach einer reichhaltigen Mahlzeit und den Wunsch, sich einfach hinzulegen und zu entspannen. Doch stattdessen sollten Sie sich bewegen. Ein Spaziergang nach dem Essen begünstigt nicht nur Ihre Verdauung, sondern wirkt sich auch positiv auf Ihren Darm aus. Während des Gehens entsteht eine Rotation zwischen Ihrem Ober- und Unterkörper. Wenn Sie also mit dem linken Fuß einen Schritt machen, bewegt sich automatisch Ihre rechte Schulter nach vorn. Diese Verschraubung massiert mit jedem Schritt Ihren Darm, bewirkt dadurch eine deutlich verbesserte Durchblutung und regt die Peristaltik (Darmbewegung) an, welche wiederum die Verdauung unterstützt. Darüber hinaus wird während eines Spaziergangs Ihr Lymphsystem stimuliert, wodurch Ihre Körperzellen sich effektiv von Toxinen und anderen schädlichen Substanzen befreien.

Legen Sie sich hingegen direkt nach dem Essen hin, ist die Schwerkraft nicht mehr auf Ihrer Seite, um die Nahrung effizient durch das Verdauungssystem zu bewegen. Das kann dazu führen, dass der Verdauungsprozess verlangsamt wird und Sie sich »voll« fühlen. Außerdem ist das Risiko von saurem Reflux oder Sodbrennen erhöht. Im Liegen kann Magensäure leichter in die Speiseröhre zurückfließen, besonders, wenn Sie auf dem Rücken oder der rechten Seite liegen. Langfristig schädigt das sogar die Speiseröhre.

DIE LEBER

DAS KÖRPEREIGENE CHEMIELABOR

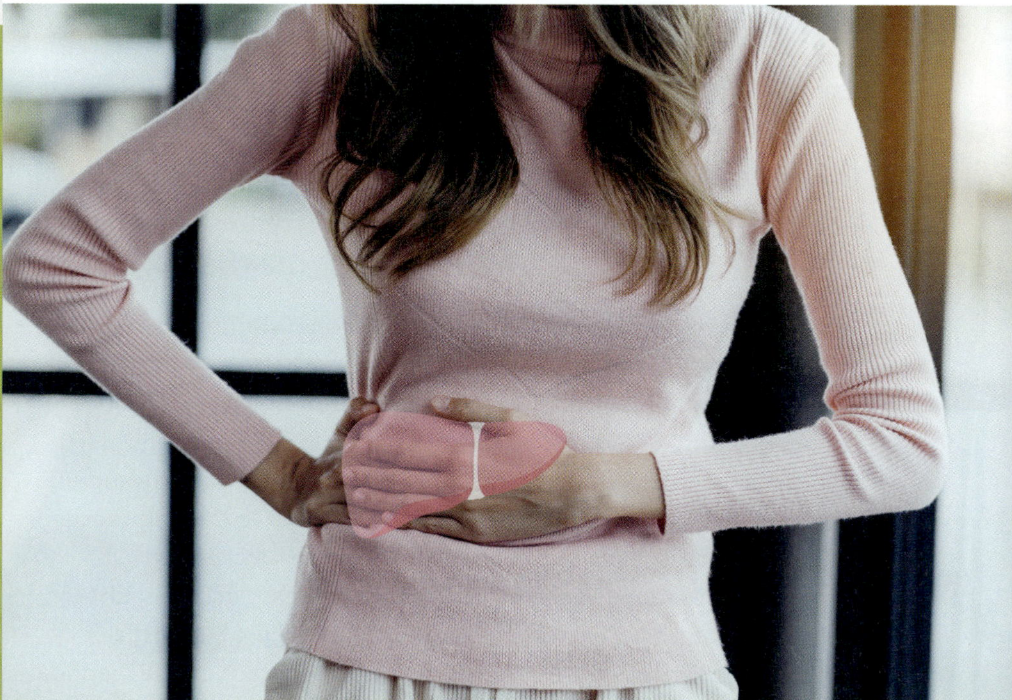

Die Leber liegt im oberen rechten Teil des Bauchraums und hat viele wichtige Aufgaben. Sie kann als »Allrounder« der Organe bezeichnet werden. Sie ist vergleichbar mit einer Multifunktionsküche, in der alles verarbeitet und aufbereitet wird, was wir essen und trinken.

WISSENSWERTES ÜBER DIE LEBER

Die Leber ist wie eine Reinigungskraft für unseren Körper. Sie sorgt dafür, dass unser Inneres trotz allem, was wir essen, trinken, einatmen oder über die Haut aufnehmen, sauber bleibt. Sie erkennt schädliche Substanzen im Blut, entfernt sie und macht sie ungefährlich. Die Giftstoffe, die sie findet, wandelt sie in etwas um, was der Körper leicht über Urin oder Stuhl loswerden kann. So bleibt unser »Körperwasser« rein, und wir bleiben gesund.

Der First-Pass-Effect

Nicht nur Toxine, auch Medikamente und Alkohol werden von der Leber verarbeitet. Vor allem durch den in den 1950er-Jahren entdeckten »First-Pass-Effect« haben es Medikamente oft schwer. Dieser Effekt besagt, dass alle oral eingenommenen Substanzen zuerst durch die Leber müssen, bevor sie in den allgemeinen Kreislauf gelangen. Dabei werden viele Medikamente teilweise oder vollständig abgebaut und inaktiviert, bevor sie ihre Wirkung entfalten können.

Eine Schlüsselrolle bei der Erforschung des First-Pass-Effects spielte der britische Pharmakologe Sir James Whyte Black. Er wollte einen Wirkstoff entwickeln, der gezielt die Herzfrequenz senkt und so die Belastung des Herzens verringert. Viele der hergestellten Verbindungen waren in vitro wirksam, verloren jedoch ihren Effekt, sobald sie in lebenden Organismen getestet wurden. Das Wissen um den First-Pass-Effect hatte einen wesentlichen Einfluss auf Blacks Arbeit. In den 1960er-Jahren entwickelte er schließlich Propranolol, den ersten erfolgreichen Beta-Blocker. Dieses Medikament revolutionierte die Behandlung von Herz-Kreislauf-Erkrankungen und rettete vielen Menschen das Leben. Dieser Durchbruch hatte nicht nur immense Auswirkungen auf die Behandlung von Herzkrankheiten, es veränderte auch die Art und Weise, wie Medikamente konzipiert werden. Um das strenge Sicherheitssystem der Leber zu umgehen und sicherzustellen, dass Medikamente ihre volle Wirkung im Körper entfalten können, müssen oft die Dosierungen angepasst oder alternative Darreichungsformen wie Injektionen oder transdermale Pflaster verwendet werden.

Der Energiespeicher

Die Leber ist wie eine präzise arbeitende Fabrik, die genau weiß, wann sie die Produktion hochfahren oder drosseln muss, um optimal zu arbeiten und Ressourcen zu sparen. Wenn wir essen, werden die aufgenommenen Kohlenhydrate in Glukose umgewandelt. Ein Teil davon dient den Zellen als Energiequelle, der andere wird zu Glykogen verändert, einer Art Zuckerspeicher. Es ist, als würde die Fabrik Rohmaterialien in eine lagerfähige Form bringen, um sie bei Bedarf wieder zu Endprodukten zu verarbeiten. Verlangt unser Körper zwischen den Mahlzeiten nach Energie, weil der Blutzuckerspiegel absinkt, synthetisiert die Leber das gespeicherte Glykogen wieder zu Glukose und gibt es ins Blut ab.

Dieser Prozess wurde im Jahr 1857 erstmals durch den französischen Physiologen Claude Bernard nachgewiesen. Seine Erkenntnis war bahnbrechend, denn sie zeigte, dass die Leber eine zentrale Rolle bei der Regulierung des Blutzuckerspiegels spielt. Sie legte den Grundstein für unser heutiges Verständnis von Diabetes mellitus sowie anderen Stoffwechselkrankheiten.

Der Verdauungshelfer

Die Leber produziert eine grüne Flüssigkeit, die als »Galle« bekannt ist. Sie spielt eine entscheidende Rolle bei der Verdauung von Fetten, aber auch bei einem anderen wesentlichen Prozess: dem Abbau von Bilirubin, einem gelben Pigment, das durch den Abbau alter roter Blutkörperchen entsteht und dem Stuhl seine charakteristische Farbe verleiht. Nachdem die Galle in der Leber hergestellt wurde, wird sie in der Gallenblase gespeichert, bis sie gebraucht wird.

Wenn Sie also eine fettreiche Mahlzeit zu sich nehmen, gibt die Gallenblase Galle in den Dünndarm ab, um die Fette zu zerkleinern. Stellen Sie sich vor, Sie nutzen einen fettlösenden Reiniger für einen fettigen Abwasch.

Die Galle zerteilt große Fetttropfen in viele kleine Tröpfchen – ein Prozess, den man »Emulgierung« nennt. Ein klassisches Beispiel für eine Emulsion ist Mayonnaise. Diese entsteht, wenn Eigelb (das den Emulgator Lecithin enthält) mit Essig und Öl vermischt wird. In diesem Fall wird das Öl in sehr kleine Tröpfchen aufgespalten, die sich gleichmäßig im Essig (dem wässrigen Anteil) verteilen. Dadurch entsteht eine stabile, cremige Mischung. Ähnlich wie das Lecithin im Eigelb sorgt die Galle im Körper dafür, dass Fett in kleinste Tröpfchen zerlegt wird, die sich im wässrigen Verdauungssaft des Dünndarms verteilen. Durch diesen Prozess wird die Oberfläche der Fetttröpfchen stark vergrößert, was es den Verdauungsenzymen erleichtert, die Fettsäuren weiter aufzuspalten. So können sie wie andere Nährstoffe über den Dünndarm in den Blutkreislauf aufgenommen werden. Der Körper nutzt diese Nährstoffe anschließend, um Energie zu gewinnen, Zellen zu bauen oder Hormone herzustellen.

Wenn dieser Prozess nicht mehr funktioniert, können wir ernste Schwierigkeiten bekommen. So ging es Martha, einer älteren Dame, mit der ich vor einigen Jahren im Zug nach München ins Gespräch kam. Sie erzählte mir, dass sie schon immer eine Genießerin gewesen sei und leckeres Essen, einen guten Wein am Abend und ganz besonders die süßen Leckereien beim Nachmittagskaffee liebte. Doch vor einigen Jahren wurde ihr diese Freude für eine Weile genommen. Alles begann mit einer unerklärlichen Müdigkeit, die sie meist schon am Vormittag überkam. Bald darauf stellte sie bei sich eine gelbliche Verfärbung der Haut und der Augen fest. Sie war besorgt, also suchte sie ihren Arzt auf, der sofort mehrere Tests durchführte. Dabei kam heraus, dass eine Blockade in den Gallenwegen verhinderte, dass die Galle in ihren Dünndarm floss. Ein kleiner Stein saß in einem Ausführungsgang. Das löste eine Kettenreaktion aus, Martha wurde immer müder und litt vermehrt unter Bauchschmerzen. Zudem konnte das Bilirubin nicht mehr abgebaut werden und verteilte sich im Körper. Das führte zur gelben Färbung. Wir kennen dieses Symptom als »Gelbsucht«.

Nach einigem Abwägen beschlossen die Ärzte und Ärztinnen, dass eine Operation unumgänglich war. Der betroffene Abschnitt des Gallengangs wurde stillgelegt, und es wurde eine Umgehungsstraße eingerichtet. Den Erfolg der Operation demonstrierte Martha, indem sie während der gesamten Fahrt ihren mitgebrachten Proviant in Form von Kuchen und belegten Broten verzehrte.

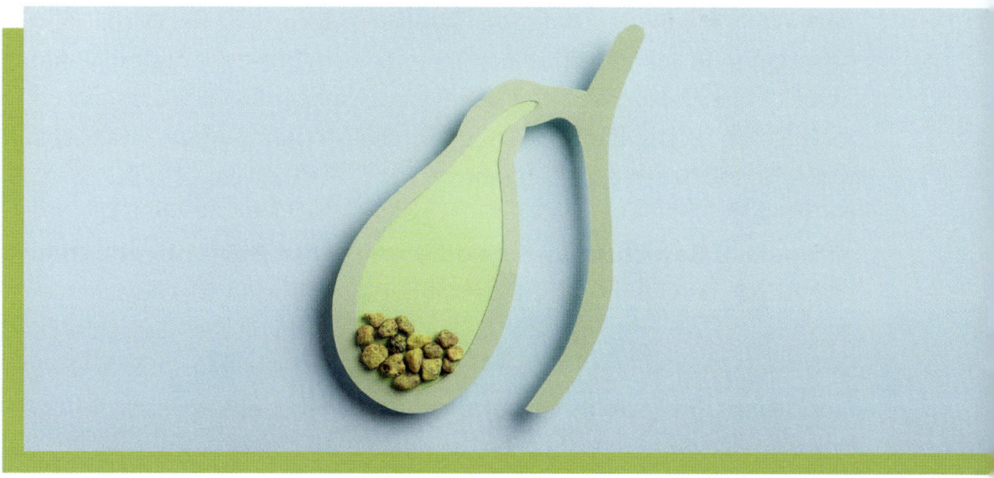

FÜR DIE GESUNDHEIT DER LEBER

Um Ihre Leber fit und gesund zu halten, ist es unerlässlich, dass Sie auf sie achtgeben und sie pflegen. In den folgenden Abschnitten finden Sie einfache, aber effektive Maßnahmen und Tipps, die Ihnen dabei helfen können.

Die Signale der Leber erkennen

Die Leber ist robust, aber auch sie sendet Hilferufe aus, wenn sie überlastet ist. Die Symptome, die dann auftreten, sollten Sie nicht ignorieren. Aber wie erkennen Sie die Warnsignale, und was können Sie tun, um Ihrer Leber zu helfen?

Müdigkeit: Wenn Sie sich trotz ausreichenden Schlafs und ohne übermäßigen Stress ständig schlapp fühlen, könnte das ein Alarmzeichen Ihrer Leber sein. In ihr geht es vor wie in einer Fabrik, in der emsige Arbeiter ununterbrochen schuften, um alles in Ordnung zu halten. Wenn die Belegschaft überlastet ist und unter zu viel Druck steht, leuchtet eine Alarmleuchte auf. Ihre »Leberfabrik« benötigt Ihre Aufmerksamkeit und Pflege. Achten Sie auf die subtilen Signale, und geben Sie der Leber die Unterstützung, die sie benötigt, um ihre wichtige Arbeit fortsetzen zu können.

Grundlose Gewichtszunahme oder erfolglose Gewichtsreduktion: Wenn Sie das Gefühl haben, dass Ihre Bemühungen um Gewichtsverlust ins Leere laufen, könnte das ein Zeichen dafür sein, dass Ihre Leber überlastet ist und Unterstützung braucht. Eine ihrer Aufgaben ist es, Zucker und Fette zu verwalten. Wenn die Leber aber nicht in Topform ist, fängt sie an, mehr Fett zu speichern, statt es zu verwenden oder zu verbrennen. Sie sagt Ihrem Körper auch, dass er mehr Wasser behalten soll, was zu Wassereinlagerungen führt. Selbst wenn Sie Ihr Essverhalten nicht geändert haben, kann daher eine nicht gut arbeitende Leber dazu führen, dass Sie an Gewicht zulegen.

Übermäßiges Schwitzen: Wenn immer mehr Leberzellen verfetten, die Arbeiter der Fabrik also faul in der Ecke sitzen, wird die Belastung für die verbleibende Belegschaft größer. Diese muss nun noch härter schuften, um mit den eintreffenden Giftstoffen Schritt zu halten. Die Mehrarbeit bringt Ihre »Leberfabrik« zum Überhitzen, und die Temperatur steigt. Was macht Ihr Körper, wenn es heiß wird? Er versucht, die Temperatur zu senken, und dadurch fangen Sie an, mehr zu schwitzen.

Schutz für die Leber

DER BLICK INS BLUT

Wenn Sie bereits verschiedene Warnsignale von Ihrer Leber empfangen und erkannt haben, ist Ihr nächster Schritt, ein großes Blutbild bei Ihrem Hausarzt oder Ihrer Hausärztin zu machen. Denn Ihr Blut kann Ihnen viel über den Zustand des Organs erzählen.

GAMMA-GLUTAMYLTRANSFERASE (GAMMA-GT)

Normalwerte: Männer bis 60 U/l / Frauen bis 40 U/l
Gamma-GT ist ein Enzym, das besonders in der Leber, aber auch in der Bauchspeicheldrüse, der Milz und den Nieren vorkommt. Wenn der Wert erhöht ist, deutet dies oft auf eine Erkrankung der Leber oder der Gallenwege hin. Es kann ein Indikator für Gallensteine, Leberentzündung oder Leberzirrhose sein.

TRANSAMINASEN: GLUTAMAT-OXALACETAT-TRANSAMINASE (GOT) UND GLUTAMAT-PYRUVAT-TRANSAMINASE (GPT)

Normalwerte: Männer bis 50 U/l / Frauen bis 35 U/l
Diese Enzyme tummeln sich in den Leberzellen. Erhöhte Werte sind oft ein Zeichen dafür, dass Leberzellen beschädigt sind und absterben. Das führt dazu, dass mehr GOT und GPT ins Blut gelangen. Erhöhte Werte können also auf eine Leberschädigung hindeuten, wie sie bei Leberentzündungen oder Leberzirrhose vorkommt.

ALKALISCHE PHOSPHATASE (AP)

Die Normalwerte der alkalischen Phosphatase hängen von Alter und Geschlecht ab. Generell gelten folgende Richtwerte:
Erwachsene: Frauen 30 bis 105 U/l (Einheiten pro Liter) / Männer 40 bis 130 U/l
Kinder und Jugendliche: 100 bis 300 U/l (im Wachstum wird AP für den Knochenaufbau benötigt)
Schwangere: 30 bis 120 U/l (die Plazenta produziert AP)

AP ist ein Enzym, das dem Körper hilft, Phosphat von bestimmten Stoffen abzuspalten. Es arbeitet dabei wie ein Spezialwerkzeug, das Phosphatgruppen gezielt entfernt, damit der Körper sie nutzen kann oder um schädliche Stoffe ungefährlich zu machen.

Besonders wichtig ist AP in der Leber, den Knochen und dem Darm. In der Leber und den Gallengängen sorgt sie dafür, dass die Galle richtig funktioniert. Ein erhöhter AP-Wert im Blut kann auf Probleme in Leber und in den Gallenwegen hinweisen, zum Beispiel auf einen Gallenstau (Cholestase), auf Entzündungen der Gallengänge oder Lebererkrankungen wie Hepatitis oder Zirrhose. Auch Tumore sind mögliche Ursachen.

TRIGLYCERIDE (TG)

Normalwert: Erwachsener maximal 200 mg/dl
Triglyceride sind unser »Energiebunker«. Wenn wir mehr Energie zu uns nehmen, als wir brauchen, lagert unser Körper die Extraportion in Form von Fett ein. Wenn die Triglyceridwerte zu hoch sind, weist das möglicherweise auf eine Fettstoffwechselstörung hin. Hohe Werte können durch Übergewicht, mangelnde Bewegung, Alkoholkonsum oder eine zu fettreiche Ernährung verursacht werden. Langfristig erhöhen zu hohe Triglyceridwerte das Risiko von Herz-Kreislauf-Erkrankungen.

All diese Werte sind wie kleine Wegweiser, die Ihnen zeigen, wie es um die Leber bestellt ist. Sie sich genauer anzuschauen und zu verstehen, ist gerade für die Früherkennung von Krankheiten absolut entscheidend.

Wenn Ihre Werte Alarm schlagen, ist es Zeit, dass Sie mit Ihrem Arzt oder Ihrer Ärztin einen kritischen Blick auf Ihren Lebensstil werfen. Vielleicht sind es kleine Veränderungen, vielleicht auch größere, aber Ihre Leber wird es Ihnen danken.

DER FETTLEBER-INDEX (FLI)

Wie steht es um Ihr persönliches Risiko, eine Fettleber zu entwickeln? Es gibt eine Methode, das herauszufinden:

Sie basiert auf einer Formel, die Ihre Körpergröße, Ihr Gewicht, Ihren Taillenumfang sowie Ihre Gamma-GT- und TG-Werte berücksichtigt. Da die Berechnung etwas umständlich sein kann, möchte ich es Ihnen so einfach wie möglich machen. Geben Sie »Fettleber-Index« in eine Suchmaschine im Internet ein, und Sie werden diverse Websites finden, auf denen Sie nur die erwähnten Werte eintragen müssen.

- Bei einem Indexwert **unter 30** ist Ihr Risiko, an einer Fettleber zu erkranken, gering.
- Liegt Ihr Fettleber-Index **zwischen 30 und 60,** wird Ihr Arzt wahrscheinlich weitere Untersuchungen empfehlen, um eine mögliche Erkrankung festzustellen.
- Ist Ihr Wert jedoch **über 60,** besteht eine hohe Wahrscheinlichkeit, dass Sie an einer Fettleber erkrankt sind.

Vitamine und Nährstoffe

MIT BITTERSTOFFEN DIE LEBER ENTLASTEN

Seit Jahrhunderten haben Menschen in verschiedenen Kulturen und Traditionen beobachtet, dass bestimmte Pflanzen und ihre bitteren Bestandteile positive Auswirkungen auf die Leber haben. Diese Erkenntnisse wurden mündlich oder in alten Schriften von Generation zu Generation weitergegeben. In der traditionellen chinesischen Medizin (TCM) oder auch im Ayurveda sind bittere Kräuter und Pflanzenextrakte seit Langem Bestandteil therapeutischer Anwendungen, auch in Bezug auf die Lebergesundheit.

Mit der Entwicklung der modernen Medizin begannen Forscher, solche traditionellen Praktiken und Erkenntnisse unter wissenschaftlichen Gesichtspunkten zu betrachten. Die sogenannte Phytotherapie, also die Behandlung und Vorbeugung von Krankheiten durch Pflanzen, wurde eingehend erforscht. So wurde auch die Wirkung von Bitterstoffen auf den menschlichen Körper und speziell auf die Leber untersucht.

Die Wissenschaftler entdeckten, dass Bitterstoffe die Produktion von Gallenflüssigkeit in der Leber anregen können. Die Galle ist essenziell für die Verdauung, insbesondere von Fetten, und unterstützt auch die Ausscheidung bestimmter Abfallprodukte aus dem Körper. Eine gesteigerte Gallenproduktion kann daher die Verdauungsfunktion verbessern und gleichzeitig die Leber entlasten, indem sie bei der Eliminierung von Toxinen und Abfallprodukten hilft.

Zu den Lebensmitteln, die reich an Bitterstoffen sind, gehören z. B. Artischocke, Chicorée, Endiviensalat, Löwenzahn, Rosenkohl und Salbei. Sie sind wahre Wohltäter für Ihre Leber. Integrieren Sie diese Pflanzen als schmackhafte Beilage, oder geben Sie Ihrem Salat damit das gewisse Etwas! Oder wie wäre es mit einem erfrischenden Salbei- oder Löwenzahntee?

ÖLWECHSEL FÜR DEN KÖRPER

Stellen Sie sich vor, Ihr Körper sei ein Auto. Dann ist die Leber der Ölfilter, in dem das Öl regelmäßig gewechselt werden muss. Die Einnahme von Zitronensaft und Olivenöl auf nüchternen Magen wird oft als natürliches Heilmittel zur Unterstützung der Lebergesundheit und Verdauung propagiert. In diesem Fall wirkt es wie ein Premium-Öl, das hilft, alles geschmiert und in gutem Zustand zu halten. Wenn Sie Ihrem Körper also von Anfang an gute Qualität geben, kann er besser arbeiten, sich selbst reinigen und ist insgesamt glücklicher und gesünder. Das sind die Vorteile dieser Kombination:

Zitronensaft ist reich an Vitamin C, einem starken Antioxidans, das die Leber schützt und unterstützt. Der Säuregehalt der Zitrone kann die Produktion von Galle stimulieren, die bei der Fettverdauung hilft.

Olivenöl ist reich an einfach ungesättigten Fettsäuren und Antioxidantien, die die Leberzellen schützen und Entzündungen reduzieren können. Einige Studien deuten darauf hin, dass Olivenöl die Leberfunktion verbessert und das Risiko von Lebererkrankungen verringert.

In der Kombination können Zitronensaft und Olivenöl die Gallenblase stimulieren und somit die Verdauung fördern. Darüber hinaus helfen sie, Toxine aus der Leber zu entfernen, und begünstigen somit den Entgiftungsprozess.

Zubereitung: Pressen Sie eine halbe Zitrone in ein Glas. Geben Sie 2 Esslöffel hochwertiges Olivenöl dazu. Vermischen Sie beides gut, und trinken Sie es direkt morgens nach dem Aufstehen.

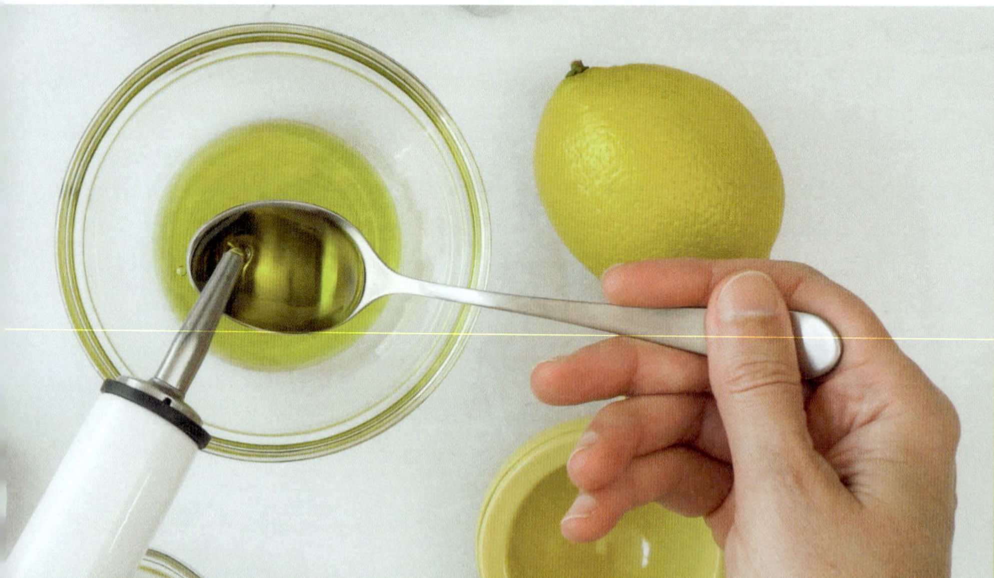

Übungen und Aktivitäten

Intervallfasten für eine gesunde Leber

Intervallfasten wird wieder bekannter und immer beliebter. Und das zu Recht, denn es ist nicht nur ein Mittel zur Gewichtsreduktion, sondern ebenso eine Methode mit zahlreichen gesundheitlichen Pluspunkten. Besonders die Leber scheint davon in mehrfacher Hinsicht zu profitieren. Durch das bewusste Pausieren von regelmäßigen Mahlzeiten fördert das Intervallfasten eine erhöhte Sensibilität für Insulin, das eine entscheidende Rolle bei der Steuerung des Blutzuckerspiegels spielt. Es entlastet die Leber, die ansonsten unermüdlich damit beschäftigt ist, den Zuckerstoffwechsel zu balancieren. Außerdem deutet vieles darauf hin, dass der zielgerichtete Verzicht auf Nahrung die Leber dazu animiert, ihre Fettspeicher abzubauen, was besonders bei einer Fettleber von unschätzbarem Wert ist. Weiterhin soll das Fasten entzündliche Prozesse im Körper – und somit auch in der Leber – mildern, indem es etwa die Produktion entzündungshemmender Moleküle fördert.

Wichtig: Sie sollten das Intervallfasten nicht als Allheilmittel, sondern als einen von vielen Wegen zur Förderung der Gesundheit sehen, den Sie mit Bedacht und unter Berücksichtigung Ihres individuellen gesundheitlichen Hintergrunds wählen sollten.

Unterstützen Sie Ihre Leber mit einem Leberwickel

Wenn Sie Ihrer Leber etwas Gutes tun wollen, ist ein Leberwickel genau das Richtige. Die angenehme Wärme kurbelt die Durchblutung des Organs an und hilft ihm, Giftstoffe schneller aus Ihrem Körper zu befördern. Sie brauchen nur eine Wärmflasche sowie ein kleines und ein mittelgroßes Handtuch.

Tauchen Sie das kleinere Handtuch in warmes Wasser, wringen Sie es aus, falten Sie es doppelt, und legen Sie es rechts unterhalb der Rippen auf Ihre Leber. Die mit warmem Wasser gefüllte Wärmflasche legen Sie anschließend darauf. Wickeln Sie dann das größere Handtuch fest um sich herum, und machen Sie es sich für etwa 30 Minuten auf dem Bett oder dem Sofa gemütlich. Atmen Sie während dieser Zeit tief und bewusst ein und aus. Das gibt Ihrer Leber noch einen zusätzlichen Schub beim Entgiften.

ÜBUNG: Ein kleines Leber-Work-out

Setzen Sie sich auf eine Sportmatte, strecken Sie die Beine aus, und spreizen Sie sie so weit wie möglich auseinander. Mit der Einatmung heben Sie Ihre Arme seitlich über den Kopf und verhaken Ihre Finger, sodass die Handflächen nach oben zeigen. Atmen Sie aus, und dehnen Sie sich seitlich zum rechten Bein. Dabei bleiben der Blick und die Hüfte nach vorn ausgerichtet. Sie sollten nun eine Dehnung im Oberkörper auf der linken Seite spüren. In dieser Haltung wird Ihre Leber wie ein Schwamm ausgedrückt, sodass Giftstoffe freigesetzt werden können. Halten Sie diese Position für etwa 7 Atemzüge, und kehren Sie dann mit der Einatmung zur Mitte zurück.

Nun wechseln Sie die Seite. Ihre Leber wird nun komplett gestreckt, was den Abtransport der zuvor gelösten Stoffe unterstützt. Wiederholen Sie das 10-mal.

DIE BAUCHSPEICHELDRÜSE

ZUCKER, VERDAUUNG UND MEHR

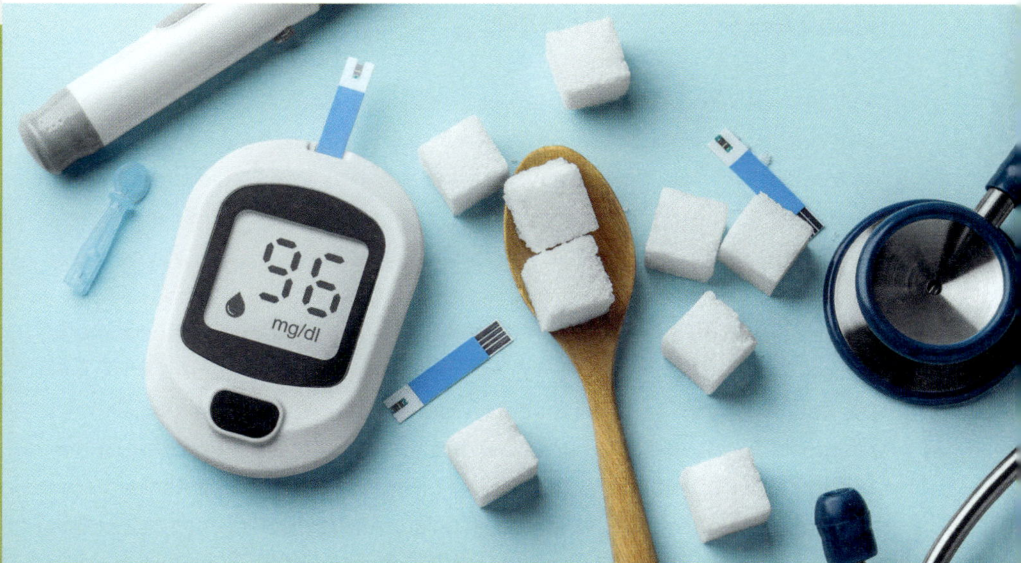

Als einer der ersten Anatomen seiner Zeit (ca. 300 v. Chr.) wagte sich der griechische Arzt Herophilos von Chalkedon (heute bekannt als der »Vater der Anatomie«) an die systematische Untersuchung des menschlichen Körpers durch Sektionen. In einer Epoche, in der das Innere des Menschen weitgehend unerforscht war und Aberglaube der Wissenschaft Steine in den Weg legte, war das ein mutiger Schritt. Bei seinen Forschungen stieß Herophilos auf ein Organ, das tief im Bauchraum verborgen war. Ohne zu wissen, welche Bedeutung es hatte, legte er mit seiner Dokumentation den Grundstein für die zukünftige Erforschung der Bauchspeicheldrüse.

Jahrhunderte später vertiefte sich Rufus von Ephesos, ein angesehener griechischer Arzt und Wissenschaftler, in die Arbeiten seines Vorgängers. Fasziniert von dem unbekannten Organ, gab er ihm den Namen »Pankreas«, abgeleitet von den griechischen Wörtern »pan« (ganz) und »kreas« (Fleisch) – ein Hinweis auf die fleischige Beschaffenheit des Organs. Obwohl die Funktionen des Pankreas noch immer im Dunkeln lagen, war dessen Benennung ein entscheidender Schritt für die medizinische Welt.

Mit dem Aufkommen der Renaissance und dem erneuten Interesse an Wissenschaft und Anatomie brachte der flämische Anatom Andreas Vesalius im Jahr 1543 sein bahnbrechendes Werk »De humani corporis fabrica libri septem« heraus. Darin beschrieb er die Bauchspeicheldrüse mit einer Präzision und Detailgenauigkeit, die zuvor unerreicht war.

Vesalius' Arbeit revolutionierte das anatomische Verständnis maßgeblich, und das unter oftmals widrigen Umständen. Denn im Europa des 16. Jahrhunderts machten gesetzliche Einschränkungen und religiöse Tabus die Arbeit an Leichnamen zu einem riskanten Unterfangen. Die Kirche betrachtete die Zerstörung des menschlichen Körpers als blasphemisch, und die Inquisition wachte mit strengen Augen über Abweichungen von der orthodoxen Lehre. Vesalius musste heimlich tote Körper beschaffen, stets in der Angst vor Entdeckung und Bestrafung. Zudem widersprachen seine detaillierten Sektionen den seit Jahrhunderten akzeptierten Lehren Galens. Das brachte ihm die Feindschaft konservativer Kollegen ein. Es gibt Berichte, dass Vesalius der Ketzerei beschuldigt und vor die Inquisition geladen wurde und nur dank der Fürsprache einflussreicher Gönner einer harten Strafe entgehen konnte.

WISSENSWERTES ÜBER DIE BAUCHSPEICHELDRÜSE

Die Bauchspeicheldrüse, auch »Pankreas« genannt, ist ein längliches Organ, das tief im Oberbauch liegt. Sie hat 2 wichtige Aufgaben: Sie hilft bei der Verdauung (exokrine Funktion) und reguliert den Blutzuckerspiegel (endokrine Funktion).

Verdauung: Das Pankreas setzt Verdauungsenzyme frei, die in den Zwölffingerdarm (Duodenum) gelangen. Diese Enzyme zerlegen die Nahrung, damit der Darm die Nährstoffe besser aufnehmen kann.

Blutzuckerregulation: In der Bauchspeicheldrüse gibt es kleine Zellgruppen, die die Hormone Insulin und Glukagon produzieren, die sogenannten Langerhans'schen Inseln. Die produzierten Hormone sorgen für die Aufrechterhaltung des Blutzuckergleichgewichts. Insulin fördert die Speicherung von Zucker (Glukose) in den Zellen und senkt somit den Blutzuckerspiegel, während Glukagon den Blutzuckerspiegel erhöht, indem es den gespeicherten Zucker aus der Leber freisetzt.

Ihr Körper benötigt ständig Energie, um alle Funktionen aufrechtzuerhalten. Diese Energie stammt weitestgehend aus dem Zucker (Glukose), den Sie aus Lebensmitteln erhalten. Um den Energiehaushalt zu steuern, nutzt der Körper die Hormone Insulin und Glukagon. Nach einer Mahlzeit werden die Kohlenhydrate im Verdauungssystem in Zucker (Glukose) zerlegt. Dieser gelangt ins Blut, wodurch der Blutzuckerspiegel ansteigt. Ihr Körper erkennt den Anstieg, und die Bauchspeicheldrüse schüttet Insulin aus. Dieses wirkt nun wie ein Schlüssel, der die Türen zu Ihren Körperzellen öffnet, damit der Zucker aus dem Blut hineingelangen kann. In den Zellen wird er entweder sofort zur

Energiegewinnung genutzt oder als Glykogen für später gespeichert. Das passiert hauptsächlich in der Leber und in den Muskeln. Durch diese Mechanismen senkt Insulin den Blutzuckerspiegel wieder auf ein normales Niveau.

Wenn Sie längere Zeit nichts essen, verbraucht Ihr Körper die verfügbare Glukose im Blut für Energie, und der Blutzuckerspiegel sinkt. Um zu verhindern, dass der Blutzuckerspiegel zu niedrig wird, schüttet die Bauchspeicheldrüse Glukagon aus. Glukagon signalisiert der Leber, das gespeicherte Glykogen wieder in Glukose umzuwandeln und ins Blut abzugeben. Dadurch erhöht sich der Blutzuckerspiegel, sodass Ihr Körper weiterhin mit Energie versorgt wird.

Angenommen, Sie haben seit dem Abendessen nichts mehr gegessen und es ist jetzt früher Morgen. Während der Nacht ist Ihr Blutzuckerspiegel gesunken. Ihre Bauchspeicheldrüse schüttet Glukagon aus, das Ihre Leber dazu anregt, gespeicherte Glukose freizusetzen. So haben Sie genug Energie, um aufzustehen und Ihren Tag zu beginnen, noch bevor Sie frühstücken.

Was sind die Langerhans'schen Inseln?

Die Langerhans'schen Inseln wurden nach dem deutschen Pathologen Paul Langerhans benannt, der sie im Jahr 1869 während seines Medizinstudiums entdeckte, als er erst 22 Jahre alt war. Langerhans nutzte eine Methode, die damals noch neu und revolutionär war: die Lichtmikroskopie. Mit einem Lichtmikroskop untersuchte er Gewebeschnitte der Bauchspeicheldrüse. Dabei bemerkte er Ansammlungen von Zellen, die sich von dem umgebenden Gewebe der Bauchspeicheldrüse unterschieden. Diese Zellhaufen waren in Bezug auf Form und Größe konsistent und hatten eine andere Struktur als der Rest des Pankreasgewebes.

Langerhans war zu dieser Zeit nicht in der Lage, die Funktion dieser Zellhaufen zu bestimmen. Er konnte lediglich ihre Existenz und ihre strukturellen Eigenschaften dokumentieren. Die Aufklärung der Funktion – insbesondere der Produktion der Hormone Insulin und Glukagon – gelang erst in den folgenden Jahrzehnten, als weitere Forscher sich mit den Langerhans'schen Inseln beschäftigten.

Bauchspeicheldrüsenerkrankungen

Erkrankungen der Bauchspeicheldrüse können ernste Konsequenzen für den Körper haben. Zu den bekanntesten gehört der Diabetes mellitus, auch als »Zuckerkrankheit« bekannt. Die Erkrankung wird in einen Typ 1 und einen Typ 2 geteilt. Beide Typen haben unterschiedliche Ursachen, obwohl sie ähnliche Symptome hervorrufen.

TYP-1-DIABETES

Typ-1-Diabetes ist eine Autoimmunerkrankung, bei der das körpereigene Immunsystem fälschlicherweise die insulinproduzierenden Zellen in der Bauchspeicheldrüse angreift und zerstört. Als Resultat können Betroffene kein Insulin mehr produzieren. Dieser Typ tritt häufig schon in der Kindheit oder Jugend auf, weshalb er auch als »jugendlicher Diabetes« bezeichnet wird. Für Menschen mit Typ-1-Diabetes ist eine regelmäßige Zufuhr von Insulin notwendig, um den Blutzuckerspiegel zu regulieren.

Heutzutage ist der Typ-1-Diabetes dank Injektionen und Insulinpumpen relativ gut zu kontrollieren, und die Betroffenen leben ohne größere Einschränkungen. Das war aber nicht immer so. Bevor Insulin als medizinische Behandlung zur Verfügung stand, waren die Prognosen für Personen, die an Diabetes erkrankten, ziemlich düster.

Der Mangel an verfügbarem Insulin führt unweigerlich zu einem unaufhaltsamen Anstieg des Blutzuckerspiegels. Der Körper versucht, auf diesen Überschuss an Zucker zu reagieren, indem er ihn über den Urin ausscheidet, was zu häufigem Wasserlassen und einer damit einhergehenden Austrocknung führt. Gewichtsverlust, Schwäche und letztlich der Tod waren häufig das tragische Schicksal der Betroffenen, oft nach einem Leidensweg, der durch zusätzliche Komplikationen wie Blindheit und Nierenversagen geprägt war.

Bevor Insulin entdeckt wurde, waren die verfügbaren Behandlungen für Typ-1-Diabetes begrenzt und zumeist ineffektiv. Eine der Methoden war eine strikte Diät mit extrem niedriger Kohlenhydratzufuhr, die oft nur einen kurzfristigen Aufschub des unvermeidlichen Ausgangs bot. Diese rigorosen Diäten konnten den Blutzuckerspiegel für eine Weile senken, waren jedoch in der Regel so einschränkend, dass die Patienten und Patientinnen an Unterernährung litten.

Die Entdeckung des Insulins in den frühen 1920er-Jahren durch Frederick Banting und Charles Best stellte eine Wende dar und eröffnete eine neue Ära in der Behandlung von Diabetes. Plötzlich konnten Betroffene ein relativ normales Leben führen, sofern sie regelmäßige Insulininjektionen erhielten. Dies markierte einen revolutionären Fortschritt in der Medizin und verwandelte eine einst tödliche Diagnose in eine handhabbare chronische Erkrankung.

TYP-2-DIABETES

Auf der anderen Seite steht der Typ-2-Diabetes, der sich meist im Erwachsenenalter entwickelt, obwohl er mittlerweile immer öfter schon bei Jugendlichen und Kindern auftritt. Bei dieser Variante kann die Bauchspeicheldrüse oftmals noch Insulin produzieren, allerdings nicht genug, oder der Körper ist nicht mehr in der Lage, es effektiv zu nutzen – ein Phänomen, das als »Insulinresistenz« bekannt ist. Typ-2-Diabetes ist oft, aber nicht immer, mit Übergewicht und einem inaktiven Lebensstil verbunden. Anders als beim Typ-1-Diabetes besteht der erste Behandlungsschritt meist aus einer Kombination aus Ernährungsumstellung, körperlicher Aktivität und Gewichtsverlust.

Trotz ihrer Unterschiede haben sowohl Typ-1- als auch Typ-2-Diabetes Gemeinsamkeiten in Bezug auf die Symptome. Dazu gehören erhöhter Durst und häufiges Urinieren, weil der Körper den erhöhten Blutzuckerspiegel senken will. Aber auch Sehstörungen und ständige Müdigkeit sind typische Begleiterscheinungen. Beide Typen können, wenn sie nicht richtig gehandhabt werden, zu langfristigen Komplikationen wie Herz-Kreislauf-Erkrankungen, Nierenschäden und Erblindung führen.

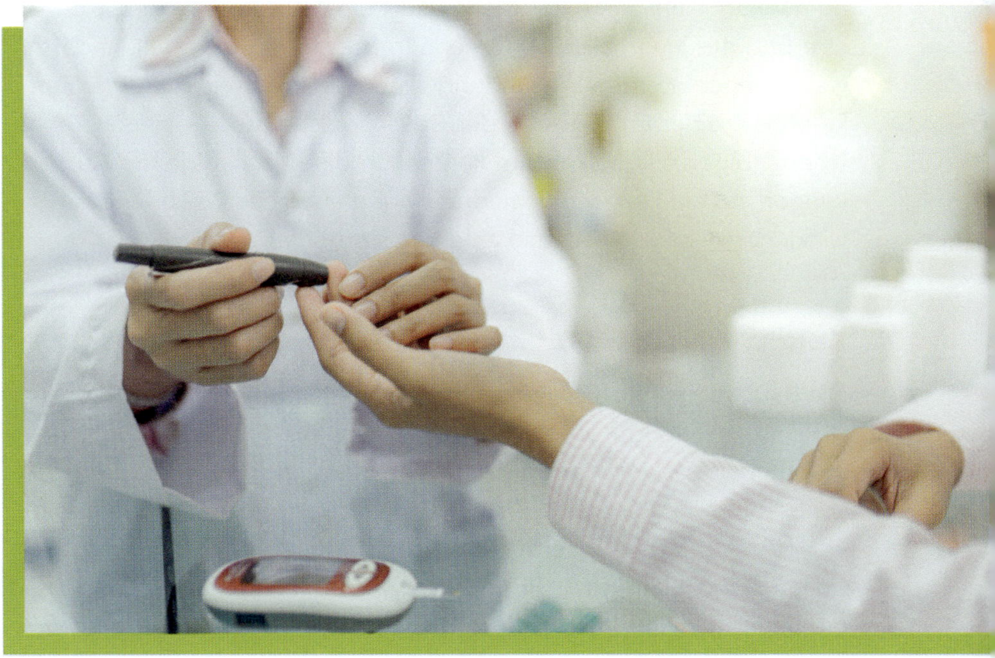

FÜR DIE GESUNDHEIT DER BAUCHSPEICHELDRÜSE

Die Bauchspeicheldrüse und ihre Vorliebe für leichte Kost

Üppige, fettreiche Mahlzeiten wie ein Schweinsbraten oder Torte können ein Risiko für die Bauchspeicheldrüse darstellen. Das liegt daran, dass sie Enzyme herstellt, die essenziell für den Abbau von Fetten in der Nahrung sind. Zu viel Fett kann die Bauchspeicheldrüse überfordern. Das führt oft zu Verdauungsproblemen wie Bauchschmerzen.

Ebenfalls problematisch ist die Kombination von zu viel Fett und hohem Alkoholkonsum. Alkohol stimuliert die Bauchspeicheldrüse dazu, ihre Enzyme innerhalb des Organs freizusetzen statt im Dünndarm, was zu einer internen Entzündung und möglicherweise zu einer Pankreatitis – einer Entzündung der Bauchspeicheldrüse – führen kann. Übermäßiger Alkoholkonsum kann auch direkt schädigende Auswirkungen auf die Bauchspeicheldrüse haben und das Risiko für die Entwicklung einer chronischen Pankreatitis erhöhen.

KÜRBIS – NICHT NUR ZU HALLOWEEN

Die Bauchspeicheldrüse liebt Kürbis. Wissenschaftliche Untersuchungen haben gezeigt, dass Kürbisse die Fähigkeit haben, die Regeneration von Zellen in der Bauchspeicheldrüse zu unterstützen, insbesondere, wenn diese Zellen durch verschiedene Faktoren geschädigt worden sind. Diese Eigenschaften sind möglicherweise auf die speziellen Enzyme zurückzuführen, die in Kürbissen vorhanden sind und die Bauchspeicheldrüse entlasten. Dadurch wird nicht nur deren generelle Funktion verbessert, sondern es trägt auch dazu bei, die Lebensdauer der Bauchspeicheldrüse zu verlängern und ihre Gesundheit zu erhöhen.

Darüber hinaus zeigt die Forschung, dass Kürbisextrakt eine wirkungsvolle Ergänzung sein könnte, um den frühzeitigen Stadien von Typ-2-Diabetes entgegenzuwirken, und auch einen unterstützenden Effekt bei der Behandlung einer bereits existierenden diabetischen Erkrankung hat.

ESPRESSO ZUM DESSERT

Wenn Sie Ihrer Bauchspeicheldrüse einen Gefallen tun möchten, sollten Sie nach dem Essen einen Espresso trinken. Er ist reich an Bitterstoffen und kann außerdem das Verlangen nach einem süßen Dessert mildern.

Wenn wir Bitterstoffe durch unsere Zunge und unseren Gaumen erkennen, wird den Drüsen im Magen, in der Gallenblase und besonders in der Bauchspeicheldrüse das Signal gesendet, die Verdauungssäfte freizusetzen. Das fördert die Aktivität im Darm.

Falls Sie auf den Espresso verzichten möchten – damit sie nachts noch ein Auge zubekommen –, gibt es auch andere Lebensmittel und Gewürze, die reich an Bitterstoffen sind.

Hierzu gehören Rucola, Chinakohl und Artischocke sowie Gewürze wie Lorbeer, Anis, Fenchel, Kamille und Liebstöckel.

Vitamine und Nährstoffe

ANTIOXIDANTIEN (VITAMIN C, VITAMIN E, BETA-CAROTIN)

Antioxidantien schützen die Zellen der Bauchspeicheldrüse vor oxidativem Stress, der durch freie Radikale verursacht wird. Freie Radikale entstehen bei Stoffwechselprozessen und können die Bauchspeicheldrüsenzellen schädigen, Entzündungen fördern und zu Erkrankungen wie Diabetes oder Pankreatitis (Bauchspeicheldrüsenentzündung) führen.

Vitamin C fördert außerdem die Immunabwehr und unterstützt die Heilung von geschädigtem Gewebe. **Vitamin E** stärkt die Zellmembranen und wirkt entzündungshemmend. **Beta-Carotin,** eine Vorstufe von Vitamin A, unterstützt die Regeneration von Zellen und fördert die allgemeine Gesundheit der Bauchspeicheldrüse.

Vitamin C ist v.a. in Zitrusfrüchten, Paprika, Brokkoli und Beeren enthalten. Vitamin E findet sich in Nüssen, Mandeln, Avocado und pflanzlichen Ölen (z.B. Olivenöl). Gute Beta-Carotin-Quellen sind Karotte, Kürbis, Süßkartoffel und Spinat.

Übungen und Aktivitäten

Regelmäßige körperliche Aktivität verbessert die Durchblutung der Bauchorgane einschließlich der Bauchspeicheldrüse. Außerdem steigert Bewegung die Insulinempfindlichkeit, was die Arbeit der Bauchspeicheldrüse entlastet, insbesondere, wenn Sie ein Risiko für Diabetes oder Stoffwechselstörungen haben.

Die folgenden Übungen wirken indirekt auf Ihre Bauchspeicheldrüse, indem sie die Durchblutung fördern, Stress reduzieren, die Insulinempfindlichkeit verbessern und die Verdauung unterstützen. Die Bauchspeicheldrüse profitiert vor allem von einer ganzheitlichen Herangehensweise, die Bewegung, Entspannung und eine gesunde Lebensweise kombiniert.

Ausdauertraining

Gehen, Laufen, Radfahren oder Schwimmen fördert Ihre allgemeine Gesundheit und verbessert zusätzlich die Insulinempfindlichkeit.
Empfehlung: 150 Minuten moderate Aktivität pro Woche. Das wären z. B. 3 Bewegungseinheiten zu je 50 Minuten.

Beim Grundlagenausdauertraining wird das Herz-Kreislauf-System gestärkt, da das Herz effizienter arbeitet und so pro Schlag mehr Blut pumpt. Dadurch wird auch die Durchblutung der Muskulatur verbessert, wodurch Nährstoffe und Sauerstoff schneller zu den Zellen gelangen. Gleichzeitig erhöht sich die Leistungsfähigkeit der Lungen, sodass mehr Sauerstoff aufgenommen und Kohlendioxid effektiver abgegeben wird. Bei der Grundlagenausdauer (GA1) ist die Dauer ein wichtiger Faktor. 30 Minuten gelten hier als absolutes Minimum.

Krafttraining

Die Gleichung ist ganz einfach: Mehr Muskeln können mehr Glukose aufnehmen und so die Belastung für die Bauchspeicheldrüse reduzieren. Geeignet dafür sind leichtes Hantel- sowie Körpergewichtstraining.

Empfehlung: 2 bis 3 Trainingseinheiten pro Woche.

ÜBUNGEN: Yoga

Die dreidimensionalen Bewegungen im Yoga fördern die Durchblutung des Bauchraums, massieren die inneren Organe einschließlich der Bauchspeicheldrüse, und unterstützen die Verdauungsfunktion.

Kobra (Bhujangasana):

- Legen Sie sich mit dem Bauch flach auf eine Matte. Drücken Sie die Hände mit den Handinnenflächen auf Schulterhöhe in die Matte, sodass die Ellenbogen nach hinten oben zeigen.
- Heben Sie den Oberkörper langsam an, während Sie tief einatmen. Dabei kommt die Kraft aus Ihrer unteren Rückenmuskulatur, nicht aus den Armen.
- Lassen Sie Ihr Becken beim Ausatmen Richtung Boden sinken. Ziehen Sie die Schultern nach hinten unten. Die Beinmuskulatur und das Gesäß sind locker.
- Halten Sie die Position für 10 bis 15 Sekunden, und atmen Sie ruhig weiter.

Wirkung: Die Haltung fördert die Durchblutung im Bauchraum und massiert die Organe.

Drehung im Sitzen (Ardha Matsyendrasana):

- Setzen Sie sich aufrecht hin, und strecken Sie die Beine nach vorn aus.
- Halten Sie die Wirbelsäule lang und aufrecht, die Schultern sind entspannt.

- Beugen Sie das rechte Bein, und stellen Sie den Fuß außen neben Ihrem linken Knie ab. Der Fuß steht fest auf dem Boden.
- Drehen Sie den Oberkörper langsam zur rechten Seite, und stützen Sie sich mit den Händen am Boden ab. Halten Sie die Wirbelsäule dabei lang und aufrecht.
- Drücken Sie den linken Ellbogen gegen die Außenseite Ihres rechten Knies, um die Drehung zu vertiefen. Halten Sie die Position für 20 bis 30 Sekunden, und atmen Sie ruhig weiter.
- Lösen Sie die Drehung sanft, bringen Sie beide Beine zurück in die Ausgangsposition, und wiederholen Sie die Übung zur anderen Seite.

Wirkung: Die Haltung regt die Durchblutung der Bauchspeicheldrüse und der Verdauungsorgane an.

Kindhaltung (Balasana):

- Knien Sie sich hin, und setzen Sie sich auf die Fersen. Die Knie sind entweder zusammen oder leicht auseinander.
- Beugen Sie sich langsam nach vorn, bis Ihre Stirn den Boden berührt.
- Strecken Sie die Arme nach vorn aus, die Handflächen zeigen nach unten. Alternativ können Sie sie seitlich neben Ihren Körper legen, die Handflächen zeigen dann nach oben.
- Lassen Sie den Brustkorb Richtung Boden sinken. Spüren Sie die Dehnung im unteren Rücken, in den Schultern und Hüften.
- Schließen Sie die Augen, und konzentrieren Sie sich auf Ihren Atem.
- Halten Sie die Position für 1 bis 2 Minuten.

Wirkung: Die Haltung entspannt die Bauchorgane und fördert die Durchblutung.

DIE NIEREN

FILTERSYSTEM UND REINIGUNGS-ZENTRALE DES ORGANISMUS

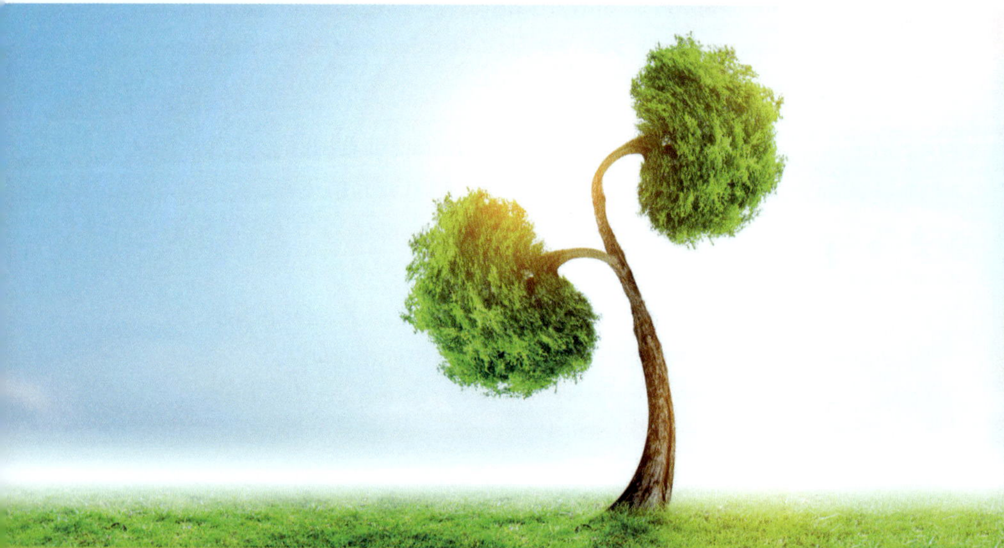

Alonzo Mourning ist ein erfolgreicher US-amerikanischer Basketballspieler. Zu seinen Erfolgen zählen unter anderem der Gewinn der Basketball-Weltmeisterschaft im Jahr 1994. Berühmt wurde er auf dem Spielfeld für seine Stärke und Entschlossenheit. Ob als Defensive Player of the Year oder als furchteinflößender Shotblocker – Mourning war ein Kämpfer, der sich niemals geschlagen gab. Doch im Jahr 2000, als er in athletischer Bestform war, begann ein Kampf, der nichts mit Taktik, Kraft oder Spielfeldstrategie zu tun hatte.

Mourning, ein Mann, dessen Körper für Spitzenleistungen geschaffen schien, fühlte sich trotz seines harten Trainings und seiner

Disziplin nicht mehr so belastbar wie früher. Ein routinemäßiger Gesundheitscheck brachte schließlich eine Diagnose ans Licht, die sein Leben für immer verändern sollte: Fokale segmentale Glomerulosklerose. Diese seltene Nierenerkrankung zerstört schleichend die Funktion der Nieren.

Für einen Mann, der es gewohnt war, Probleme durch Willenskraft und Ausdauer zu lösen, war diese Feststellung ein Schock. Mournings Gegner war dieses Mal unsichtbar, unkontrollierbar und vor allem unberechenbar. Doch aufgeben war keine Option. Mourning spielte weiter, trug die Last der Krankheit mit einer Entschlossenheit, die seine Teamkollegen inspirierte.

Der Zustand seiner Nieren verschlechterte sich. 2003 erreichte die Situation einen kritischen Punkt: Ohne eine Transplantation würde sein Leben in Gefahr geraten. Während Mourning auf den befreienden Anruf wartete, erfuhr sein Cousin Jason Cooper über Mournings Vater von der schwierigen Situation. Obwohl die beiden seit Jahrzehnten keinen Kontakt mehr hatten, ließ er sich auf eine mögliche Nierenspende testen. Das Ergebnis war positiv.

Am 19. Dezember 2003 erhielt Mourning die lebensrettende Niere seines Cousins. Der Eingriff war jedoch alles andere als gewöhnlich. Normalerweise werden bei einer solchen Operation die Bauchmuskeln so stark beeinträchtigt, dass eine Rückkehr zum Profisport nahezu ausgeschlossen ist. Doch die Chirurgen waren sich der besonderen Situation ihres Patienten bewusst und entwickelten eine hochspezialisierte Technik. Diese ermöglichte es, die Muskeln zu erhalten.

Die Transplantation verlief erfolgreich. Mourning begann die Rehabilitation mit der gleichen Hartnäckigkeit, die ihn auf dem Basketballfeld auszeichnete. 2004 feierte er sein Comeback in der NBA, der er bis zu seinem endgültigen Karriereende im Jahr 2009 treu blieb. 2014 wurde er in die Naismith Memorial Basketball Hall of Fame aufgenommen – eine Ehre, die nicht nur seine sportlichen Leistungen würdigte, sondern auch die außergewöhnliche Geschichte eines Mannes, der bewies, dass wahre Stärke nicht nur im Körper, sondern vor allem im Geist liegt.

WISSENSWERTES ÜBER DIE NIEREN

Die Nieren haben die Form von 2 faustgroßen Bohnen und liegen in etwa auf Höhe der 11. bis 12. Rippe neben der Wirbelsäule, umschlossen und geschützt von einer Schicht aus Fett und straffem Gewebe. Ihre Hauptaufgabe ist es, unser Blut konstant von Giften und Abfallprodukten zu reinigen. Jede Niere reinigt pro Minute eine Blutmenge, die einem kleinen Glas Wasser entspricht. Bei etwa 300 Filterdurchläufen des Blutes pro Tag bewegen sich also ca. 1500 Liter durch das Kilometer lange Röhrensystem in den Nieren.

Um diese Aufgabe bestmöglich zu erfüllen, sind die Nieren wie ein Filter gebaut. Stellen Sie sich eine große Kanne mit einer Mischung aus Wasser, Sand, Kieselsteinen und einigen kleinen Spielzeugfiguren vor. Ihr Ziel ist es, das saubere Wasser zu bewahren, während Sie den Sand, die Steine und die Spielzeuge entfernen. Sie nutzen dazu ein Sieb, um die gröberen Elemente (Kieselsteine und Spielzeuge) herauszulesen, und danach ein feineres Filterpapier, um auch den Sand vom Wasser zu separieren.

In ähnlicher Weise arbeiten die Nieren. Das Blut, das durch den Körper zirkuliert, enthält nicht nur lebenswichtige Elemente wie Nährstoffe und Sauerstoff, sondern auch Abfallstoffe und Toxine, die entfernt werden müssen. Der erste Schritt dabei ist eine grobe Filterung, die in kleinen Gefäßknäueln, den Glomeruli, stattfindet. Sie wirken wie ein Sieb: Große Bestandteile wie Proteine und Blutzellen bleiben im Blut. Kleinere Stoffe, sowohl nützliche als auch schädliche, gelangen in eine Flüssigkeit, die »Primärharn« genannt wird.

Der so entstandene Primärharn wird weiterverarbeitet, während er durch ein System aus kleinen Röhren und Kanälen fließt (Tubuli und

Sammelrohre). Nützliche Stoffe wie Wasser, Elektrolyte und andere wichtige Substanzen werden dabei zurück ins Blut aufgenommen, Abfallstoffe und überschüssiges Wasser bleiben übrig und werden zu Urin.

Dieser Prozess ist sehr genau und wird durch verschiedene Transportproteine und Kanäle ermöglicht, die entscheiden, welche Stoffe zurück ins Blut dürfen und welche ausgeschieden werden sollen. Was übrig bleibt, ist eine Mischung aus Wasser, Harnstoff, Kreatinin und anderen Abfallprodukten. Sie wird als Urin in die Blase weitergeleitet und aus dem Körper ausgeschieden. Durch diese sorgfältige Filterung stellen die Nieren sicher, dass der Körper nur das behält, was er braucht. Unnötige oder schädliche Substanzen werden effizient ausgeschieden.

Nierentransplantation

Wie leistungsfähig die Nieren sind, wird deutlich, wenn man die Möglichkeit einer Nierenspende bedenkt, ohne dabei zwangsläufig gesundheitliche Nachteile zu erleiden. In Wirklichkeit treten Symptome, die auf eine eingeschränkte Nierenfunktion hinweisen, häufig erst dann auf, wenn die verbliebene Niere nur noch über etwa 20 Prozent ihrer Arbeitskapazität verfügt.

Aus diesem Grund sind Nierenerkrankungen oftmals tückisch und werden als »stille Killer« bezeichnet, da sie sich häufig ohne spürbare Symptome im Frühstadium entwickeln.

Heute sind Nierentransplantationen nicht mehr ungewöhnlich. Das war aber nicht immer so. Die erste erfolgreiche Nierentransplantation wurde am 23. Dezember 1954 durchgeführt. Der Eingriff fand im Peter Bent Brigham Hospital in Boston, Massachusetts, USA, statt. Die Operation wurde von einem Team unter der Leitung von Dr. Joseph

Murray durchgeführt. Der Empfänger der Niere war Richard Herrick, der an chronischem Nierenversagen litt. Sein Zwillingsbruder Ronald Herrick war der Spender. Da sie eineiige Zwillinge waren, gab es keine Abstoßungsreaktion, die normalerweise bei Transplantationen auftreten kann, wenn der Empfänger oder die Empfängerin und der Spender oder die Spenderin nicht genetisch identisch sind. Dies war ein Schlüsselaspekt für den Erfolg der Transplantation, denn zu dieser Zeit waren immunsuppressive Medikamente noch nicht verfügbar.

Es war mehr als ein chirurgischer Eingriff: Es war der Moment, in dem eine Niere, ein Organ, das symbolisch für das Leben steht, zwischen 2 Brüdern geteilt wurde, die im Angesicht der Sterblichkeit einen unaussprechlichen Mut zeigten. Der Erfolg war nicht nur für Richard und seinen Bruder bedeutend, sondern für die gesamte Menschheit. Dr. Murray hat an diesem Tag mit der ersten erfolgreichen Nierentransplantation die Tür zu einer neuen Ära der Medizin aufgestoßen. Sie ebnete den Weg für die Entwicklung von Techniken und Medikamenten, die es ermöglichen, Organe zwischen nicht verwandten Spendern oder Spenderinnen und Empfängern oder Empfängerinnen zu transplantieren. Dr. Joseph Murray wurde im Jahr 1990 für seine bahnbrechenden Beiträge auf dem Gebiet der Organtransplantation mit dem Nobelpreis für Medizin ausgezeichnet.

Wie die Nieren den Blutdruck steuern

Indem sie die Menge an Wasser und Salz in unserem Körper regulieren, halten die Nieren unseren Blutdruck im Gleichgewicht. Wenn wir zum Beispiel viel Wasser oder salzige Lebensmittel zu uns nehmen, erhöht sich die Flüssigkeitsmenge in unserem Blutkreislauf. Mehr Flüssigkeit bedeutet, dass das Blutvolumen steigt, und das führt zu höherem Druck in den Blutgefäßen – also zu höherem Blutdruck. Die Nieren bemerken diesen Anstieg und reagieren darauf, indem sie überschüssiges Wasser und Salz über den Urin ausscheiden. Dadurch sinkt das Blutvolumen wieder, und der Blutdruck normalisiert sich.

Ist unser Blutdruck zu niedrig, haben die Nieren einen Mechanismus, um ihn wieder zu erhöhen. Sie produzieren ein Enzym namens »Renin«, das eine Kettenreaktion im Körper auslöst, die dazu führt, dass sich die Blutgefäße verengen. Engere Blutgefäße bedeuten, dass der Druck innerhalb dieser Gefäße steigt, also erhöht sich der Blutdruck. Außerdem scheiden die Nieren weniger Wasser und Salz aus. Dadurch bleibt mehr Flüssigkeit im Blut, wodurch sich das Blutvolumen erhöht und der Blutdruck weiter steigt.

Einfach gesagt, agieren die Nieren wie ein Feinjustierer für unseren Blutdruck. Sie überwachen ständig, wie viel Flüssigkeit und Salz im Körper vorhanden sind, und passen die Ausscheidung an. Durch die Produktion von Renin können sie auch direkt auf unsere Blutgefäße einwirken, um den Blutdruck zu beeinflussen. Dieser ganze Prozess hilft dabei, unseren Blutdruck innerhalb eines gesunden Bereichs zu halten, damit unser Körper optimal funktioniert.

Nierenerkrankungen

Nierenkrankheiten haben weitreichende Folgen für den gesamten Organismus. Die **chronische Niereninsuffizienz** entwickelt sich oft schleichend und kann lange unbemerkt bleiben, da ihre Symptome in den frühen Stadien unspezifisch sind. Im fortgeschrittenen Stadium kann sie jedoch erhebliche Schäden verursachen, darunter eine eingeschränkte Fähigkeit, Abfallprodukte und überschüssige Flüssigkeit auszuscheiden. Dadurch steigt das Risiko für Herz-Kreislauf-Erkrankungen und Diabetes.

Das **akute Nierenversagen** entsteht oft durch eine plötzliche, schwere Verletzung oder Infektion und führt dazu, dass die Nieren ihre Funktion innerhalb weniger Stunden oder Tage einstellen. Die Konsequenz ist ein gefährlicher Anstieg von Abfallstoffen im Körper, der ohne sofortige medizinische Intervention lebensbedrohlich werden kann.

Darüber hinaus können **Nierensteine, Zysten oder infektiöse Erkrankungen** wie Glomerulonephritis das Organ beeinträchtigen. Insbesondere Nierensteine verursachen erhebliche Schmerzen und Beschwerden und können, wenn sie nicht effektiv behandelt werden, zu weiteren Komplikationen führen.

Schließlich ist die präventive Gesundheitsfürsorge entscheidend, um das Risiko von Nierenerkrankungen zu minimieren.

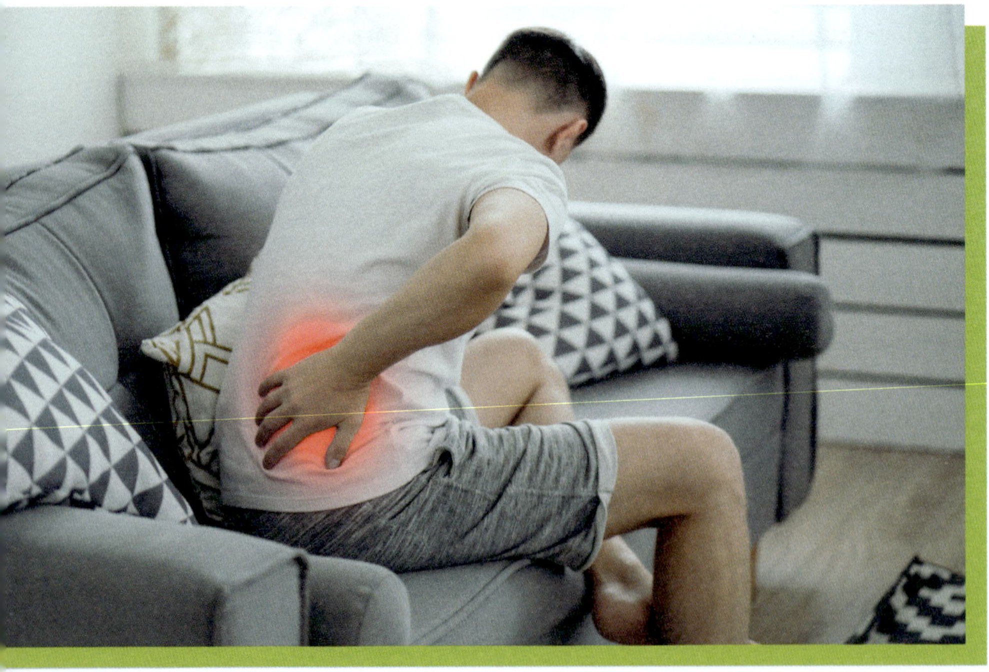

FÜR DIE GESUNDHEIT DER NIEREN

Hydration

Ihre Nieren brauchen Flüssiges. Wenn Sie ausreichend Wasser trinken, sorgen Sie dafür, dass die Abfallprodukte und Toxine, die Ihre Nieren aus dem Blut filtern, verdünnt werden. Dadurch können die Nieren diese Stoffe effizienter aus Ihrem System entfernen.

Ein weiterer entscheidender Punkt ist die Prävention von Nierensteinen. Eine angemessene Flüssigkeitsaufnahme verhindert die Kristallisation von Salzen und Mineralien, die, wenn sie unlöslich werden, schmerzhafte Steine bilden können. Ohne eine kontinuierliche und ausreichende Flüssigkeitszufuhr können Ihre Nieren ihre Arbeit also nicht effektiv verrichten.

Daher: Lasst uns das Glas (mit Wasser!) erheben und auf unsere unermüdlich arbeitenden Nieren anstoßen. Mögen sie weiterhin mit Leichtigkeit filtern und unsere Körper vor den täglichen unerwünschten Eindringlingen schützen.

Gesunder Darm – gesunde Nieren

In Ihrem Körper spielt Ihr Darm eine zentrale Rolle. Nicht nur, dass er dafür verantwortlich ist, Lebensmittel zu verdauen und Nährstoffe aufzunehmen, er ist auch eine Art Beschützer vor unerwünschten Substanzen, die nicht in den Blutkreislauf gelangen sollten. Aber was passiert, wenn die Darmflora aus dem Gleichgewicht gerät?

Stellen Sie sich die Darmflora als einen lebhaften, bunten Garten vor. Wenn er in voller Blüte steht, viele verschiedene Pflanzen (Bakterienarten) in ihm gedeihen, ist er robust und kann seine Aufgaben gut erfüllen. Aber wenn in Ihrem inneren Garten das Unkraut überhandnimmt oder es nicht genug Vielfalt gibt, entstehen Probleme.

Wenn Ihre Darmflora gestört ist, können verschiedene Verdauungsprobleme auftreten. Die Nahrung wird möglicherweise nicht optimal verarbeitet, und manchmal passiert es, dass Substanzen, die normalerweise im Darm bleiben sollten, in Ihren Blutkreislauf gelangen. Dieses Phänomen ist als »Leaky-Gut-Syndrom« bekannt, wobei die genauen Ursachen und Folgen noch intensiv erforscht werden. Ihre Nieren sind sozusagen die »Endstation« für Abfallstoffe und überschüssige Substanzen, die der Körper loswerden möchte. Wenn unerwünschte Stoffe ankommen, die durch eine gestörte Darmflora und eine beanspruchte Leber schlüpfen, kann das die Nieren belasten.

Es ist also eine Art Dominoeffekt: Wenn der Darm nicht im Gleichgewicht ist, hat das Auswirkungen auf den Rest Ihres inneren Gartens und kann letztlich auch die Nieren beeinflussen. Aber keine Sorge, es gibt Dinge, die Sie tun können, um Ihren inneren Garten zu pflegen:

- Achten Sie auf eine ausgewogene Ernährung mit vielen Ballaststoffen und probiotischen Lebensmitteln.
- Vermeiden Sie zu viele verarbeitete Lebensmittel, da diese die Darmflora negativ beeinflussen können.
- Trinken Sie ausreichend, um die Nieren (und den ganzen Körper) gut durchzuspülen.
- Bewegung ist ebenfalls ein Schlüssel zu einer gesunden Verdauung und damit auch zu glücklichen Nieren.

Vitamine und Nährstoffe

MAGNESIUM

Magnesium ist ein wichtiges Mineral, das in einer Vielzahl von körperlichen Abläufen eine Rolle spielt, einschließlich der Energieproduktion und der Regulierung der Muskel- und Nervenfunktionen. Aber nicht nur das: Es ist ebenso wichtig für unsere Nieren. Magnesium trägt dazu bei, unseren Flüssigkeitshaushalt, die Elektrolytkonzentrationen und sogar unseren Blutdruck zu regulieren – alles Schlüsselfunktionen, für die unsere Nieren verantwortlich sind.

Neuere Forschungsergebnisse weisen auch auf eine Verbindung zwischen Magnesium und der Prävention von Nierensteinen hin. Insbesondere könnte ausreichend Magnesium dazu beitragen, die Bildung von bestimmten Arten von Nierensteinen (zum Beispiel Kalziumoxalat-Steinen) zu verhindern, indem es die Kristallisation von Stein bildenden Substanzen hemmt.

Obwohl Magnesium in zahlreichen Lebensmitteln wie Nüssen, Samen, Schokolade und grünem Blattgemüse zu finden ist, kann es manchmal sinnvoll sein, die Magnesiumzufuhr durch Nahrungsergänzungen zu unterstützen.

VITAMIN D

Vitamin D kommt oft zur Sprache, wenn es um gesunde Knochen und ein kräftiges Immunsystem geht. Aber wussten Sie, dass es auch eine geheime Mission zum Schutz Ihre Nieren hat? Ein guter Vitamin-D-Spiegel kann dazu beitragen, das Risiko bestimmter Nierenerkrankungen zu minimieren oder den Verlauf bestehender Erkrankungen zu verlangsamen. Wie ein heimlicher Wächter stärkt Vitamin D die

Barrikaden unserer Nieren, indem es gesunde Zellfunktionen erhält und entzündungshemmende Prozesse entfaltet.

Darüber hinaus ist Vitamin D an der Steuerung unseres Kalzium- und Phosphatstoffwechsels beteiligt. Die Nieren nehmen es und verwandeln es in Calcitriol, die aktive Form von Vitamin D, die wiederum dafür sorgt, dass unser Darm Kalzium effektiv aufnimmt. Dieses harmonische Zusammenspiel gewährleistet, dass unsere Knochen stark und unsere Zellen funktionsfähig bleiben.

Ein Spaziergang in der Mittagssonne, der Verzehr von Vitamin-D-reichen Lebensmitteln wie Fisch, Ei oder Pilzen oder die Einnahme von Nahrungsergänzungsmitteln stellen sicher, dass Sie genug Vitamin D bekommen, um Ihre persönliche Gesundheitsfestung zu stärken.

Ich empfehle meinen Patienten und Patientinnen, mindestens 1-mal im Jahr den Vitamin-D-Spiegel messen zu lassen.

WENN NAHRUNGSERGÄNZUNGSMITTEL DIE NIEREN BELASTEN

Nahrungsergänzungsmittel haben einen festen Platz in den Regalen und täglichen Routinen vieler Menschen gefunden – seien es Vitamine, Mineralien oder Proteinpulver. Sie alle versprechen uns, gesünder, fitter und vitaler zu werden. Doch was passiert, wenn aus der Unterstützung eine Überdosierung wird, und welche Rolle spielen dabei die Nieren?

Nahrungsergänzungsmittel passieren zwangsläufig auch unsere Nieren. Ein Zuviel an bestimmten Vitaminen oder Mineralien kann nicht nur wirkungslos sein, sondern auch unseren Nieren zu schaffen machen. Das Wort »Überdosierung« mag in Bezug auf Vitamine und Mineralien seltsam klingen, schließlich sind das doch gesunde Substanzen, oder? Ja, richtig. Aber hier gilt der alte Grundsatz »Die Dosis macht das Gift«. Das bedeutet, dass auch etwas grundsätzlich Gutes in übertriebenen Mengen schädlich werden kann.

Ein gesunder Körper mit funktionsfähigen Nieren kann mit einem Überschuss an bestimmten Nährstoffen in der Regel gut umgehen, indem er einfach ausscheidet, was er nicht benötigt. Doch dieser Prozess stellt auch eine Belastung für die Nieren dar. Bei langfristiger Überdosierung oder, wenn bereits eine Nierenschwäche besteht, kann dies zu ernsthaften Problemen führen. Nahrungsergänzungsmittel sind deshalb nicht per se gefährlich – im Gegenteil. Sie können, besonders bei bestehenden Mängeln, eine hervorragende Möglichkeit bieten, Defizite auszugleichen und Ihre Gesundheit zu unterstützen. Doch wie finden Sie heraus, ob und welche Nahrungsergänzungsmittel Sie wirklich benötigen? Speziell die fettlöslichen Vitamine E, D, K und A werden vom Körper nicht einfach wieder ausgeschieden, wenn er genug davon hat.

Bluttests können eine klare Antwort auf die Frage geben, welche Nährstoffe Ihrem Körper fehlen und somit substituiert werden sollten. So wird Nahrungsergänzung nicht zum Rätselraten, sondern zu einer gezielten Unterstützung Ihrer Gesundheit ohne unerwünschte Nebenwirkungen und, ohne Ihre Nieren unnötig zu belasten.

Ein bewusster Umgang mit Nahrungsergänzungsmitteln bedeutet also: Unterstützen Sie Ihren Körper, aber überfordern Sie ihn nicht. Ihre Nieren werden es Ihnen danken.

Übungen und Aktivitäten

Regelmäßige Bewegung ist nicht nur gut für das Herz-Kreislauf-System, sondern auch für Ihre Nieren. Durch die körperliche Aktivität wird die Durchblutung verbessert, und Ihre Nieren werden effizienter mit Sauerstoff und Nährstoffen versorgt. Gleichzeitig hilft Bewegung dabei, den Blutdruck zu senken, Übergewicht zu vermeiden und den Blutzuckerspiegel zu regulieren.

Ausdauertraining

Aktivitäten wie Gehen, Joggen, Schwimmen oder Radfahren fördern die allgemeine Gesundheit und unterstützen die Arbeit der Nieren. Schon 30 Minuten moderate Bewegung an 5 Tagen pro Woche können helfen, die Durchblutung Ihrer Nieren zu verbessern.

Leichtes Krafttraining

Übungen mit eigenem Körpergewicht wie Kniebeugen oder Liegestütze stärken die Muskulatur und fördern den Stoffwechsel. Die zusätzliche Muskelaktivität hilft, Glukose effizienter zu nutzen, wodurch die Nieren entlastet werden.

ÜBUNGEN: Yoga

Bestimmte Yoga-Übungen können die Nieren auf natürliche Weise unterstützen und ihre Funktion verbessern. Im Folgenden sind einige Haltungen aufgelistet, mit denen Sie die Bauchorgane anregen und im Speziellen die Gesundheit Ihrer Nieren fördern. Sie regen deren Durchblutung an und helfen, Spannungen im unteren Rücken zu lösen. Außerdem tragen sie zur Entspannung bei, wodurch Stress reduziert wird. Chronischer Stress kann die Nieren stark belasten.

Knie-zu-Brust-Haltung (Apanasana):

- Legen Sie sich auf den Rücken. Strecken Sie die Beine aus, und legen Sie die Arme entspannt neben dem Körper ab.
- Beugen Sie Ihre Knie, und ziehen Sie sie langsam mit beiden Händen in Richtung Brust.
- Umarmen Sie beide Knie mit Ihren Händen, und halten Sie Ihren Rücken, Kopf und Nacken dabei flach auf dem Boden.
- Bleiben Sie für 20 bis 30 Sekunden in dieser Haltung, und atmen Sie ruhig ein und aus.

Wirkung: Diese Übung fördert die Durchblutung im unteren Rücken und Bauchraum, wo die Nieren liegen, und unterstützt die Ausscheidung von Abfallstoffen.

Katzen-Kuh-Haltung (Marjaryasana/Bitilasana):

- Gehen Sie in den Vierfüßlerstand, und achten Sie darauf, dass die Hände schulterbreit und die Knie hüftbreit auseinander sind.
- Atmen Sie aus, und runden Sie dabei Ihren Rücken, indem Sie das Kinn zur Brust und den Bauch nach innen ziehen. Der Rücken sollte sich nach oben wölben. Der Blick geht dabei nach unten (Katze).
- Atmen Sie ein, und senken Sie dabei Ihren Bauch in Richtung Boden, während Sie den Rücken durchhängen lassen. Der Blick geht nach vorn oder leicht nach oben, und die Brust öffnet sich (Kuh).
- Atmen Sie weiter ein und aus, während Sie abwechselnd die Katzen- und die Kuhhaltung einnehmen. Die Bewegung sollte fließend sein, sodass Sie im Rhythmus Ihrer Atmung bleiben.

Wirkung: Diese rhythmische Bewegung massiert die inneren Organe und regt die Durchblutung der Nieren an.

Drehung im Sitzen (Ardha Matsyendrasana):

- Setzen Sie sich aufrecht hin und, strecken Sie die Beine nach vorn aus.
- Halten Sie die Wirbelsäule aufrecht und die Schultern entspannt.
- Beugen Sie das rechte Bein, und stellen Sie den Fuß außen neben Ihrem linken Knie ab. Der Fuß steht fest auf dem Boden.
- Drehen Sie den Oberkörper langsam zur rechten Seite, und stützen Sie sich mit den Händen am Boden ab. Halten Sie die Wirbelsäule dabei lang und aufrecht.
- Drücken Sie den linken Ellbogen gegen die Außenseite Ihres rechten Knies, um die Drehung zu vertiefen. Halten Sie die Position für 20 bis 30 Sekunden, und atmen Sie ruhig weiter.
- Lösen Sie die Drehung sanft, und bringen Sie die Beine zurück in die Ausgangsposition. Wiederholen Sie die Übung zur anderen Seite.

Wirkung: Diese Übung stimuliert die Organe im Bauchraum, einschließlich der Nieren, und verbessert den Stoffwechsel.

Kindhaltung (Balasana):

- Knien Sie sich hin, und setzen Sie sich auf die Fersen. Die Knie sind entweder zusammen oder leicht auseinander.
- Beugen Sie sich nach vorn, bis Ihre Stirn den Boden berührt.
- Strecken Sie die Arme nach vorn aus, die Handflächen zeigen nach unten. Alternativ können Sie sie seitlich neben Ihren Körper legen, die Handflächen zeigen dann nach oben.
- Lassen Sie den Brustkorb Richtung Boden sinken. Spüren Sie die Dehnung im unteren Rücken, in den Schultern und Hüften.
- Schließen Sie die Augen, konzentrieren Sie sich auf Ihren Atem.
- Halten Sie die Position für 1 bis 2 Minuten.

Wirkung: Diese Haltung entspannt den Geist, entlastet die Rückenmuskulatur und verbessert die Durchblutung der Nierenregion.

DAS IMMUNSYSTEM

DIE KÖRPER-POLIZEI

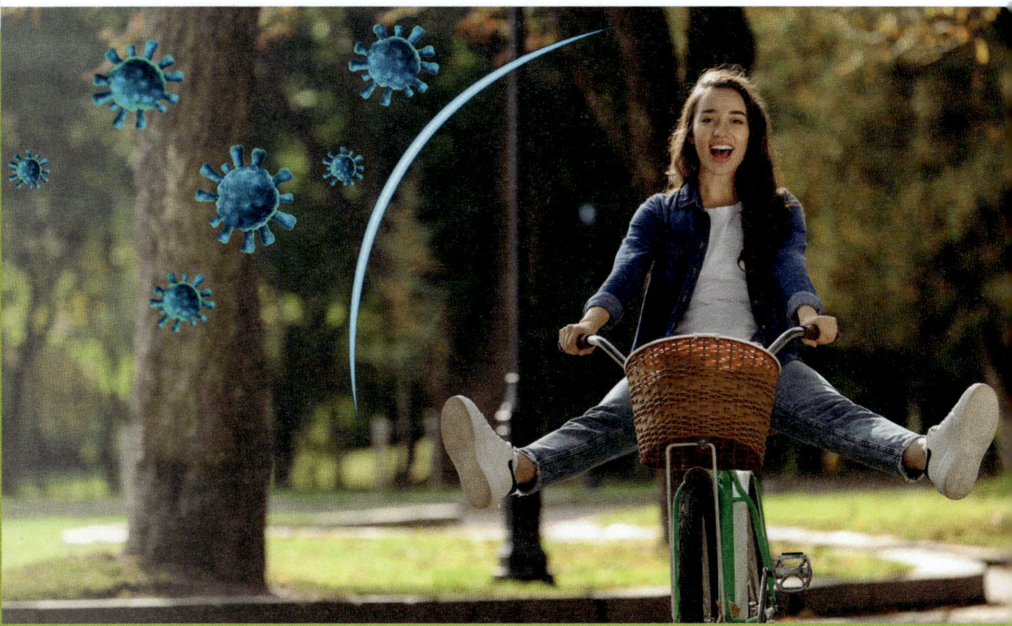

Es ist noch gar nicht lange her, da wurde die Menschheit von einer weltweiten Pandemie heimgesucht. SARS-CoV-2, »COVID-19« oder »Corona« hatte seine Hochphase von 2020 bis Ende 2022 und zeigte einmal mehr, wie wichtig ein gutes Immunsystem ist. Obwohl es schon lange intensiv studiert wird und wir erhebliche Fortschritte in unserem Verständnis der Funktionsweise des Immunsystems gemacht haben, ist es bei Weitem nicht abschließend erforscht. Es bleibt nach wie vor eines der komplexesten und vielschichtigsten Systeme im menschlichen Körper.

WISSENSWERTES ÜBER DAS IMMUNSYSTEM

Ein Grund für die Komplexität des Immunsystems liegt in dem Umstand, dass es nicht in einem einzigen Organ beheimatet ist. Es besteht aus einer Vielzahl von Zelltypen, Signalwegen und strukturellen Barrieren, die alle zusammenarbeiten, um den Körper vor Infektionen zu schützen. Das Immunsystem ist von Mensch zu Mensch verschieden, es kann durch genetische, umweltbedingte und psychologische Faktoren beeinflusst werden.

Wie genau unser Immunsystem funktioniert, möchte ich anhand eines Beispiels erklären. Nehmen wir an, es ist Grippesaison. Sie brauchen einige Lebensmittel und schieben Ihren Einkaufswagen durch die Gänge des Supermarkts. Was Sie nicht wissen, ist, dass der vorherige Nutzer des Wagens erkältet war und sich beherzt in die Hand geniest hat. Die Viren befinden sich nun als kleines Andenken auf dem Griff, an dem Sie den Einkaufswagen durch die Gemüseabteilung navigieren. Aber keine Angst, hier kommt bereits die erste Wehranlage zum Einsatz – Ihre **Haut.** Sie sorgt als räumliche Abtrennung dafür, dass ungebetene Gäste nicht in Ihren Körper gelangen.

Sie haben es fast geschafft und stehen mit Ihren Einkäufen an der Kasse, da hören Sie hinter sich ein lautes Husten. Kleine Viren fliegen durch die Luft und könnten versuchen, in Ihre Atemwege einzudringen. Doch auch hier greift ihr Immunsystem frühzeitig ein: Die Viren stoßen auf die **Nasenhaare,** die gröbere Partikel wie ein Netz herausfiltern. Weiter hinten fängt der klebrige **Schleim,** der die inneren Wände Ihrer Nase und Atemwege auskleidet, kleinere, hinterlistige Partikel ab. Und sollten doch einige dieser Viren schlau genug sein, um bis in den Rachen vorzudringen, treffen sie auf eine chemische Barriere: den **Speichel.** Dieser ist vollgepackt mit speziellen abwehrenden Substanzen. Auch die saure Umgebung Ihres **Magens** wirkt als Schutz, falls Sie das Virus verschlucken.

Die angeborene Immunität

Sie sind wieder zu Hause und waschen sich gründlich die Hände. Vielleicht hatten Sie sogar eine Maske auf. Aber einem kleinen Virus ist es doch gelungen, diese ersten Verteidigungslinien zu durchbrechen und in Ihre Zellen vorzudringen. Nun kommt das angeborene Immunsystem ins Spiel, das nicht spezifisch gegen ein bestimmtes Virus gerichtet ist, sondern schnell auf alle Arten von Eindringlingen reagiert. Die Eingreiftruppe sind die **Makrophagen.** Sie verschlingen Eindringlinge und setzen Alarmstoffe frei, die weitere Helfer herbeirufen: die **Killerzellen.** Diese vernichten die von Viren befallenen Zellen, um eine weitere Verbreitung zu stoppen.

Die adaptive Immunität

Nun kommt die langsame und spezifische Abwehr zum Einsatz: die adaptive Immunität. Die sogenannten **dendritischen Zellen** sind die Aufklärungsspezialisten in Ihrem Körper. Ihre Mission ist es, Eindringlinge zu identifizieren und Beweise zu sammeln. Sie »fotografieren« Teile des Eindringlings (die Antigene) und zeigen diese Bilder den **T-Zellen,** die in der »Immunkommandozentrale« stationiert sind. Innerhalb der T-Zellen gibt es die **T-Helferzellen,** die Sie sich wie die Generäle Ihrer Abwehrarmee vorstellen können. Sie geben Befehle und koordinieren die Verteidigungsaktionen. Ein Teil ihrer Strategie beinhaltet die Aktivierung der **B-Zellen,** das sind die spezialisierten »Waffenfabriken«. Hier werden maßgeschneiderte Werkzeuge (die Antikörper) hergestellt. Diese Antikörper sind perfekt dafür gemacht, das Virus zu identifizieren und es entweder direkt zu neutralisieren oder es rot zu markieren, sodass die »Truppen« in Ihnen wissen, wen sie angreifen müssen. Zum Schluss kommen die T-Killerzellen ins Spiel, die »Elitekämpfer« in diesem Szenario. Sie suchen nach Zellen, die vom Virus befallen wurden, und eliminieren sie. So wird verhindert, dass sich das Virus wie ein Lauffeuer ausbreitet.

Das immunologische Gedächtnis

Wenn alles vorbei ist und der Eindringling besiegt wurde, schickt Ihr Körper nicht alle Zellen zurück in die Kaserne. Einige B- und T-Zellen, jetzt Veterane, bleiben als Gedächtniszellen in Ihrem Körper. Sie erinnern sich an den Feind und sind bereit, bei einer erneuten Begegnung mit demselben Erreger viel schneller und stärker zu reagieren.

Durch diesen ausgeklügelten, mehrstufigen Schutzmechanismus behält Ihr Immunsystem die Oberhand gegenüber Angreifern wie dem Grippevirus, bekämpft es effektiv und bereitet Sie darauf vor, zukünftigen Angriffen desselben Erregers effizienter zu begegnen.

Darum erkranken Sie auch an Kinderkrankheiten wie Mumps, Masern oder Röteln meist nur 1-mal. Da sich die Viren, die diese Krankheiten verursachen, nicht stark verändern, erinnert sich das Immunsystem an sie und kann sie bei jedem neuen Kontakt sofort neutralisieren. Diese dauerhafte Immunität ist auch der Grund, warum Impfungen gegen solche Krankheiten so effektiv sind, denn sie trainieren das Immunsystem, ohne dass Sie die Krankheit durchmachen müssen.

Impfen

Zu den frühesten Forschungen auf dem Gebiet der Impfimmunität gehören die Arbeiten von Edward Jenner, einem englischen Arzt, der im späten 18. und frühen 19. Jahrhundert lebte. Er wird heute oft als »Vater der Immunologie« bezeichnet. Jenner ist vor allem für seine entscheidende Rolle bei der Entwicklung des ersten Impfstoffs bekannt. Dieser war spezifisch gegen Pocken gerichtet, eine Krankheit, die zu seiner Zeit weitverbreitet und tödlich war.

Er stellte fest, dass Melkerinnen, die einer milderen Form der Infektionskrankheit namens »Kuhpocken« (Variolae vaccinae) ausgesetzt waren, scheinbar gegen die gefährlichere und oft tödliche Variante (Variola) immun waren. Diese Beobachtung veranlasste ihn 1796 zu einem entscheidenden Experiment. Er brachte den achtjährigen James Phipps, den Sohn seines Gärtners, absichtlich mit den Kuhpockenläsionen einer Melkerin in Kontakt. Das Kind entwickelte eine milde Erkrankung und erholte sich schnell.

Einige Wochen später infizierte Jenner den Jungen erneut, dieses Mal mit Material aus den Pockenläsionen eines Patienten. Diese Praxis war zu dieser Zeit als »Variolation« bekannt und konnte sehr riskant sein. James Phipps entwickelte keine Pocken, was darauf hindeutete, dass die Kuhpockeninfektion einen schützenden Effekt hatte.

Jenner dokumentierte seine Arbeit sorgfältig und veröffentlichte seine Erkenntnisse trotz anfänglicher Skepsis und des Widerstands in einigen Teilen der medizinischen Gemeinschaft. Nachdem weitere Tests und Experimente die Wirksamkeit der Impfung bestätigt hatten, wurde seine Methode schließlich akzeptiert.

Jenners Arbeit markierte den Beginn der systematischen und wissenschaftlichen Entwicklung von Impfstoffen und legte den Grundstein für moderne Strategien zur Bekämpfung von Infektionskrankheiten. Sein Beitrag hat unzählige Leben gerettet, und die Pocken sind heute – dank globaler Impfprogramme, die direkt auf seinen Entdeckungen basieren – offiziell für ausgerottet erklärt.

Wieso können wir mehrfach an der Grippe erkranken?

Im Gegensatz zu bekannten Kinderkrankheiten können Grippeviren mutieren. Dieser Prozess, der als »Antigendrift« bezeichnet wird, führt zu einer genetischen Veränderung der Viren. Unser Immunsystem erkennt und bekämpft Viren anhand ihrer speziellen Merkmale, den Antigenen. Wenn sich diese durch die Mutation ändern, kann es sein, dass die Immunität, die wir gegen eine frühere Version des Virus aufgebaut haben, nicht ausreicht, um uns vor der neuen Version zu schützen. Gelegentlich kann es sogar zu größeren genetischen Veränderungen kommen. Wenn das passiert, wird von einem »Antigenshift« gesprochen. Hier vermischen sich 2 Virusstämme und bilden einen neuen Subtyp.

Als passionierter Kaffeetrinker möchte ich das an einem Kaffeebeispiel erklären. Stellen Sie sich vor, sie sitzen bei Ihrem Lieblingsitaliener. Zum Dessert gibt es immer einen starken Espresso (Virus A) oder alternativ einen cremigen Latte macchiato (Virus B). Sie kennen und lieben den Geschmack beider Kaffeevarianten. Dieses Mal kommt es aber zu einer Verwechslung, und der Kellner kombiniert versehentlich Espresso und Latte macchiato in der Kaffeemaschine. Heraus kommt ein völlig neuer Kaffee: der Espresso macchiato (neuer Virusstamm). Da Ihr Geschmackssinn diesen neuen Kaffee noch nie zuvor probiert hat, ist er Ihnen völlig fremd.

In diesem Szenario stellt der Espresso macchiato das Ergebnis des Antigenshifts dar: einen neuen Virusstamm. Weil das menschliche Immunsystem diesen noch nicht kennt, ist es nicht darauf vorbereitet, ihn effektiv zu bekämpfen, was das Risiko einer schnellen und umfassenden Infektion erhöht.

Eines der verheerendsten Beispiele für einen Antigenshift trat 1918 auf, als die Spanische Grippe weltweit ausbrach. Diese Pandemie war eine der tödlichsten in der menschlichen Geschichte und infizierte mehr als 500 Millionen Menschen weltweit.

FÜR DIE GESUNDHEIT DES IMMUNSYSTEMS

Solange Ihr Immunsystem intakt ist, wird es mit schädlichen Einflüssen gut fertig. Es ist sogar so gut durchdacht, dass es sich innerhalb kurzer Zeit auf unbekannte Feinde einstellt. Damit das auch so bleibt und Sie nicht jeden Grippeerreger mitnehmen, sind hier ein paar Tipps, mit denen Sie Ihr Immunsystem effektiv unterstützen können.

Rauchen

Das Blut von Rauchern und Raucherinnen enthält deutlich weniger Immunglobuline, auch »Antikörper« genannt. Diese arbeiten unablässig daran, Sie vor unerwünschten Eindringlingen zu schützen. Die Schadstoffe im Rauchen beeinträchtigen allerdings die Fähigkeit des Körpers, Antikörper zu produzieren, und verringern so ihre Konzentration im Blut. Dadurch wird Ihr natürliches Verteidigungssystem geschwächt.

Wenn Sie rauchen, verursachen die Giftstoffe, die Sie regelmäßig inhalieren, eine chronische Entzündungsreaktion, die Ihr Immunsystem beschäftigt. Das führt dazu, dass weniger Ressourcen für die Produktion von Immunglobulinen zur Verfügung stehen, was wiederum das Risiko erhöht, dass Viren oder Bakterien nicht effektiv bekämpft werden können.

Das erklärt, warum Raucher und Raucherinnen oft anfälliger für Infektionskrankheiten sind, einschließlich wiederkehrender Erkrankungen wie Bronchitis oder Lungenentzündung.

Wechselduschen – der Kick für das Immunsystem

Wenn Sie gleich morgens etwas für Ihr Immunsystem tun möchten, ist Wechselduschen die richtige tägliche Routine für Sie. Beim Wechsel zwischen warmem und kaltem Wasser während des Duschens werden Sie nicht nur wach, Sie stärken damit außerdem Ihre Abwehrkräfte. Der plötzliche Temperaturunterschied regt die Durchblutung an. Das kalte Wasser bewirkt, dass sich Ihre Blutgefäße zusammenziehen (»Vasokonstriktion«) und Ihr Blutdruck leicht steigt, um die Wärme im Körperkern zu erhalten. Sobald Sie wieder zu warmem Wasser zurückkehren, erweitern sich die Blutgefäße (»Vasodilatation«), wodurch der Blutfluss in Ihrer Haut zunimmt. Dieser Vorgang hilft, das Blut effizienter durch Ihren Körper zu bewegen, was wiederum den Transport von Nährstoffen und Sauerstoff zu den Zellen verbessert.

Aber die Effekte sind sogar noch weitreichender. Die körperliche Reaktion auf die wechselnden Temperaturen fördert die Flüssigkeitsbewegung innerhalb des Lymphsystems, wodurch die Beseitigung von Abfallprodukten aus Ihrem Körper unterstützt wird. Ein effizienteres Lymphsystem trägt dazu bei, dass Ihr Körper Infektionen besser bekämpfen kann. Einige Studien haben gezeigt, dass regelmäßiges Wechselduschen die Produktion von weißen Blutkörperchen erhöhen kann, insbesondere von Lymphozyten, Monozyten und neutrophilen Granulozyten. Der Stress, den Kälte auf den Körper ausübt, stimuliert die Produktion dieser Zellen, wodurch Ihr Immunsystem gestärkt wird.

Stress, lass nach!

Stress ist in unserem täglichen Leben allgegenwärtig und hat dabei massive Auswirkungen auf unser Immunsystem. Wenn wir Stress erfahren, reagiert unser Körper, als ob wir physisch bedroht würden. Der »Kampf-oder-Flucht«-Modus wird aktiviert, der wiederum zu einer Flut von Veränderungen im Körper führt. Die Stresshormone Adrenalin und Cortisol werden freigesetzt und bereiten den Körper darauf vor, Herausforderungen zu begegnen, indem sie zum Beispiel den Herzschlag und den Blutdruck erhöhen. Kurzfristig ist das eine sinnvolle Reaktion, denn sie kann das Immunsystem vorübergehend stärken, indem sie die Produktion eines Proteins namens »Zytokin« anregt. Zytokine regulieren Entzündungen und tragen zur Krankheitsbekämpfung bei.

Nehmen wir zum Beispiel an, Sie müssen eine Präsentation vor einem großen Publikum halten. Im Vorfeld spüren sie den positiven Stress (»Eustress«), der Ihnen die zusätzliche Energie gibt, sich auf ihre Rede vorzubereiten und einen klaren Fokus zu behalten.

Wenn der Stress allerdings chronisch wird, das heißt, wenn Sie sich über einen längeren Zeitraum unter Druck fühlen, ohne sich ausreichend Zeit zur Erholung einzuräumen, wird er zum Problem. Dieser anhaltende Zustand kann das Immunsystem unterdrücken. Die Produktion der Zytokine wird reduziert, und die Aktivität der weißen Blutkörperchen (die für die Bekämpfung von Infektionen unerlässlich sind) wird geschwächt. So erhöht sich die Anfälligkeit für Krankheiten.

In dieser Phase des chronischen Stresses kann Ihr Körper nicht mehr zwischen kurzfristigen und langfristigen Bedrohungen unterscheiden. Das Immunsystem fängt an, fehlzusteuern, und das Risiko autoimmunbedingter Erkrankungen, bei denen Ihr Abwehrsystem gesundes Körpergewebe angreift, steigt. Daher ist es wichtig, dass Sie lernen, mit Stress umzugehen. Möglichkeiten dafür sind regelmäßige körperliche Betätigung, Meditation, ausreichend Schlaf und ein unterstützendes soziales Netzwerk. Auch die bereits erwähnte Wechseldusche hat positive Effekte.

Eine starke Darmflora für ein starkes Immunsystem

Unser Immunsystem steht im ständigen Kontakt mit unserem Darm. Ein Großteil der Abwehrzellen ist hier zu Hause, genauer im »darmassoziierten lymphatischen Gewebe« oder auch »gut-associated lymphoid tissues«. Diese etwas sperrige Bezeichnung wird von Medizinern mit »GALT« abgekürzt.

Die Hauptaufgabe des GALT ist die Unterscheidung zwischen potenziell schädlichen Mikroorganismen und solchen, die für unseren Körper harmlos oder sogar nützlich wie die natürlichen Bakterien der Darmflora. So kann der Körper sicherstellen, dass unser Immunsystem nicht überreagiert und unnötige Entzündungsreaktionen hervorruft. Andernfalls könnte es zu Autoimmunerkrankungen kommen.

Ein Teil der Darmbarriere sind die Peyer-Plaques, benannt nach dem Schweizer Anatomen Johann Conrad Peyer, der sie im 17. Jahrhundert erstmals beschrieb. Dabei handelt es sich um kleine Ansammlungen lymphatischer Follikel, die sich in der Schleimhaut des Dünndarms, genauer gesagt im Ileum, befinden. Sie enthalten eine Vielzahl von Immunzellen, insbesondere B-Lymphozyten, die für die Produktion von Antikörpern verantwortlich sind. Diese Antikörper (v. a. IgA) sind zuständig für die Neutralisierung von Krankheitserregern, bevor diese tiefer in den Körper eindringen und Infektionen verursachen können. Wenn Sie also einen Apfel essen, den Sie vorher nicht gründlich abgewaschen haben, kümmern sich die Peyer-Plaques um die kleinen Bakterien auf der Fruchtschale.

Das GALT hat eine symbiotische Beziehung mit dem Darmmikrobiom, der Gemeinschaft von Bakterien, die in unseren Eingeweiden leben. Diese Mikroorganismen helfen bei der Verdauung und Aufnahme von

Nährstoffen, während sie gleichzeitig das Immunsystem schulen, zwischen freundlichen und feindlichen Organismen zu unterscheiden.

Daher sollten Sie Ihrem Darm die Pflege zukommen lassen, die ihm gebührt. Eine einseitige Ernährung, die hauptsächlich aus stark verarbeiteten Lebensmitteln besteht, kann sein Gleichgewicht stören. Um solche Probleme zu vermeiden, sollten Sie Ihren täglichen Speiseplan mit frischem Obst und Gemüse bereichern. Vergessen Sie dabei nicht, ballaststoffreiche Lebensmittel wie Leinsamen zu integrieren. Es ist auch ratsam, den Konsum von Zucker und Fleisch zu reduzieren, um die Gesundheit Ihres Darms zu unterstützen. Fisch hingegen sollte nicht von Ihrer Ernährungsliste gestrichen werden. Dieser ist eine hervorragende Quelle für essenzielle Omega-3-Fettsäuren.

Intervallfasten

Intervallfasten wird immer beliebter. Es handelt sich dabei um keine Diät im herkömmlichen Sinn, denn es geht mehr um das Wann des Essens als um das Was. Hauptziel ist es, Ihrem Körper regelmäßige Pausen von der Nahrungsaufnahme zu gönnen.

Am populärsten ist die 16:8-Methode. Dabei essen Sie täglich in einem 8-stündigen Zeitfenster und fasten die restlichen 16 Stunden. Z. B. könnten Sie Ihre Mahlzeiten zwischen 12 Uhr mittags und 20 Uhr abends einnehmen und danach bis zum nächsten Mittag fasten. In den Essenszeiträumen können Sie normal essen. Ernähren Sie sich weiterhin ausgewogen und gesund, um sicherzustellen, dass Ihr Körper die notwendigen Vitamine und Mineralien erhält.

Das Trinken von Wasser, Kaffee, Tee und anderen nicht kalorischen Getränken ist auch während der Fastenzeit erlaubt und kann tatsächlich helfen, Hungergefühle zu reduzieren.

Warum ist Intervallfasten gut für das Immunsystem?

Wenn Sie fasten, passiert im Körper etwas Erstaunliches – er macht eine Art Frühjahrsputz, ein Prozess, der »Autophagie« genannt wird. Hierbei werden alte, defekte Zellteile abgebaut und recycelt. Diese Selbstreinigung ist für Ihre Zellen wie eine Verjüngungskur, die dazu beiträgt, das Immunsystem zu stärken. Das liegt daran, dass durch die Beseitigung von Zellmüll und möglicherweise schädlichen Eindringlingen Ihr Körper besser auf neue Bedrohungen wie Infektionen reagieren kann.

Außerdem regt Intervallfasten Ihr Immunsystem zu einer Art Neustart an. Während des Fastens verändert sich die Zusammensetzung der Abwehrzellen im Blut. Nach der Nahrungswiederaufnahme produziert Ihr Körper junge, effizientere Immunzellen. Das ist, als würde man die Wächter Ihres Körpers durch frischere, aufmerksamere Kräfte ersetzen, bereit, jegliche Bedrohung abzuwehren.

Wie Schlaf das Immunsystem stärkt

Schlaf ist weit mehr als eine tägliche Routine oder eine einfache Pause vom Trubel des Alltags. Wenn Sie sich in das Reich der Träume begeben, startet Ihr Körper eine entscheidende innere Wartung, die essenziell für Ihre Gesundheit und vor allem für Ihr Immunsystem ist.

Während Sie friedlich schlafen, regenerieren sich Ihre Abwehrkräfte. Ihre Körperzellen, besonders die im Immunsystem, nutzen diese Zeit, um sich zu reparieren, wodurch Sie besser gegen Krankheiten geschützt sind. Dies konnte bereits durch zahlreiche Studien belegt werden.

Eine der bekanntesten Studien zu diesem Thema wurde von Sheldon Cohen durchgeführt. Die Studie »Sleep habits and susceptibility to the common cold (Schlafgewohnheiten und Anfälligkeit für die gewöhnliche Erkältung) wurde 2009 in »Archives of Internal Medicine« veröffentlicht. Cohen rekrutierte gesunde Freiwillige und überwachte für einen bestimmten Zeitraum deren Schlafgewohnheiten, meist durch Schlaftagebücher, manchmal aber auch durch aktive Überwachung.

Nach der Überwachungsphase bekamen die Teilnehmer und Teilnehmerinnen Nasentropfen verabreicht. Hierbei handelte es sich aber um kein normales Nasenspray: Es enthielt Rhinoviren. Dadurch sollte den Probanden ein Schnupfen verpasst werden. Dieser Ansatz ermöglichte es den Forschern, direkte Expositionen unter kontrollierten Bedingungen zu schaffen.

Die zentrale Entdeckung der Studie war, dass diejenigen Teilnehmer und Teilnehmerinnen, die im Durchschnitt weniger als 7 Stunden pro Nacht schliefen, eine signifikant höhere Anfälligkeit für Erkältungen hatten. Konkret entwickelten sie etwa 3-mal häufiger eine Erkältung im Vergleich zu denen, die 8 oder mehr Stunden schliefen.

Ihr Körper folgt einem Notfallplan, wenn Sie krank sind. Sie haben vielleicht bemerkt, dass Sie sich dann müder fühlen. Das liegt daran, dass Ihr Körper Ihnen signalisiert, dass Sie mehr Schlaf benötigen, um Ihr Immunsystem zu stärken, damit es die unerwünschten Eindringlinge effektiver bekämpfen kann.

Kurz gesagt: Guter Schlaf ist die Unterstützung, die Ihr Immunsystem benötigt, um in Topform zu bleiben. Er gibt ihm die nötige Zeit, sich neu zu organisieren, um für den nächsten Tag bereit zu sein, gleich, welche Herausforderungen auf Sie warten.

Vitamine und Nährstoffe

Vitamine sind für ein leistungsstarkes Immunsystem entscheidend. Die Basis dafür ist eine gesunde und ausgewogene Ernährung. Zu den wichtigsten Vitaminen für die Abwehrkräfte gehören Vitamin A, B2, B6, B12, C, D und E. Jedes davon leistet einen besonderen Beitrag für das Immunsystem und ist in zahlreichen Lebensmitteln enthalten.

VITAMIN A

Vitamin A spielt eine entscheidende Rolle beim Schutz Ihrer Haut und Schleimhäute.

Sie können diesen wichtigen Nährstoff aus verschiedenen Quellen beziehen, darunter Grünkohl, Fisch, Vollkornbrot, Spinat, Karotte, Petersilie und Leber.

Obwohl es möglich ist, Vitamin A in Form von Nahrungsergänzungsmitteln zu sich zu nehmen, sollten Sie erst einmal Ihren tatsächlichen Bedarf ermitteln. Das ist besonders wichtig, da Vitamin A fettlöslich ist, was bedeutet, dass überschüssiges Vitamin nicht einfach mit dem Urin ausgeschieden wird. Es bleibt im Körper und kann bei Überdosierung zu Nebenwirkungen führen.

Wenn Sie sich für die Einnahme von Vitamin A als Ergänzung entscheiden, sollten Sie über die potenziellen Symptome einer Vergiftung Bescheid wissen. Zu diesen können Blutungen, anhaltende Müdigkeit, Muskelschwäche, Übelkeit und Durchfall gehören.

VITAMIN B2

Wie Vitamin A ist auch Vitamin B2, bekannt als »Riboflavin«, wichtig für Ihre Haut und Schleimhäute.

Es ist in einer Vielzahl von Nahrungsmitteln zu finden. Zu diesen gehören verschiedene Fleischsorten (v. a. Innereien), Käse (v. a. Emmentaler und Camembert), Fisch (v. a. Seelachs), Vollkornprodukte, Brokkoli, Spargel und Grünkohl.

Es passiert selten, dass es zu einer Überdosierung durch Riboflavin kommt. Falls Sie jedoch eine höhere Menge an Vitamin B2 konsumiert haben, könnte eine sichtbare Folge ein orangefarbener Urin sein. Das ist kein Grund zur Beunruhigung, da es einfach ein Hinweis darauf ist, dass überschüssiges Riboflavin verarbeitet und über die Nieren aus Ihrem System ausgeschieden wird.

VITAMIN B6

»Pyridoxin«, wie Vitamin B6 auch genannt wird, ist wichtig für Ihr Hormon- und Nervensystem. Zudem trägt es zur Stärkung Ihres Immunsystems bei.

Sie können Vitamin B6 aus verschiedenen Quellen beziehen, dazu gehören Fischsorten (z. B. Lachs und Makrele), verschiedene Nusssorten, Kartoffel, diverse Hülsenfrüchte, Tomate sowie rote Paprika.

Obwohl Vitamin B6 für den Körper unentbehrlich ist, sollte der Konsum in Maßen erfolgen. Eine langfristige tägliche Aufnahme von mehr als 500 Milligramm, die meist nur durch zusätzliche Nahrungsergänzungsmittel erreicht wird, kann sich negativ auf das Nervensystem auswirken. Die Folge können Symptome wie Taubheit, Kribbeln oder Schmerzen, meist in den Händen oder Füßen, sein. Aber keine Angst – derart hohe Dosen über einen längeren Zeitraum einzunehmen, ist gar nicht so einfach.

VITAMIN B12

Dieses Vitamin ist äußerst wichtig für das Immunsystem, denn es schützt den Körper vor freien Radikalen und oxidativem Stress. Auch zum Erhalt gesunder Schleimhäute trägt es bei.

Gute Lieferanten sind Fleisch, Fisch, Austern und Ei.

VITAMIN C

Ascorbinsäure oder Vitamin C verbinden wir alle mit einem gesunden Immunsystem. Und das zu Recht, denn kaum ein anderes Vitamin wirkt so aktiv gegen freie Radikale. Zum Glück finden wir es in fast allen Lebensmitteln. Schon mit 100 Milligramm Vitamin C aus Obst und Gemüse ist der Tagesbedarf gedeckt. Sollten Sie mehr aufnehmen als benötigt, wird der Rest einfach mit dem Urin ausgeschieden.

Besonders viel Vitamin C finden Sie in Paprika, Kiwi, Hagebutte, Orange und anderen Zitrusfrüchten, schwarzer Johannisbeere und Brokkoli.

VITAMIN D

Vitamin D ist für ein starkes Immunsystem unentbehrlich. Im Kapitel »Vitamin D« auf Seite 24 habe ich bereits beschrieben, woher Sie Ihre tägliche Dosis bekommen. Daher hier nur in aller Kürze:

Gehen Sie täglich an die frische Luft. Vitamin D ist das Sonnenhormon und wird über die Haut gebildet. Diese Lebensmittel sind zudem gute Quellen: Auster, Hering, Eigelb, Aal, Avocado und Pilze.

VITAMIN E

»Tocopherol«, wie Vitamin E auch genannt wird, ist fettlöslich und wirkt antioxidativ. Es schützt Ihre Körperzellen vor schädlichen freien Radikalen. Das ist auch für das Immunsystem wichtig, denn die Lymphozyten benötigen intakte Zellmembranen, um richtig zu funktionieren. Bei älteren Menschen wurde beobachtet, dass eine gute Versorgung mit Vitamin E die T-Zellen unterstützt, wodurch Infektionen besser bekämpft werden können.

Und obwohl das Vitamin gut vertragen wird, kann eine Überdosierung Probleme verursachen, zum Beispiel eine Blutgerinnungsstörung. Bei der Kombination von Blutverdünnern und Vitamin E ist besondere Vorsicht geboten. Es kann zu Übelkeit, Durchfall oder Bauchschmerzen kommen. Gute Vitamin-E-Quellen finden Sie auf der Seite 26.

GLUTAMIN

Glutamin ist eine Aminosäure, die für zahlreiche biologische Prozesse notwendig ist. Es ist die am häufigsten vorkommende Aminosäure im Blut und spielt eine entscheidende Rolle für die Gesundheit und Funktion des Immunsystems.

Die Lymphozyten und Makrophagen nutzen Glutamin als Brennstoff. In Zeiten von Stress, Infektionen oder Verletzungen kann der Bedarf an Glutamin um das Zehnfache steigen, da der Körper mehr Immunzellen zur Bekämpfung von Bedrohungen produzieren muss. Ohne eine ausreichende Versorgung könnten die Immunzellen in der Fähigkeit, Krankheitserreger zu bekämpfen, beeinträchtigt werden. Das macht uns anfälliger für längere Krankheitsphasen und schwerere Symptome.

Glücklicherweise ist Glutamin in vielen Lebensmitteln zu finden, die Sie vermutlich regelmäßig konsumieren. Erdnüsse und Sojabohnen sind hervorragende pflanzliche Quellen, während Rindfleisch und Milchprodukte als reichhaltige tierische Quellen dienen.

Übungen und Aktivitäten

So macht Bewegung Ihre Abwehrkräfte fit

Körperliche Aktivität setzt in Ihrem Körper Prozesse in Gang, die Ihr Immunsystem stärken. Während Sie sich bewegen, werden in den Nebennieren Stresshormone wie Adrenalin und Cortisol ausgeschüttet. Diese Hormone aktivieren die weißen Blutkörperchen, die dann Krankheitserreger bekämpfen.

Die weißen Blutkörperchen sind die Polizisten, die in Ihrem Körper auf Streife gehen, um Krankheitserreger zu finden und zu bekämpfen. Nach einer intensiven Sporteinheit steigt ihre Anzahl sprunghaft an – zum Teil sogar auf das Fünffache. Besonders aktiv werden dabei die sogenannten natürlichen Killerzellen (NK-Zellen), die Viren und andere Eindringlinge im Körper gezielt zerstören.

Manche dieser Immunzellen bleiben mehrere Stunden lang aktiver als zuvor, andere brauchen etwas länger, um wieder in ihren normalen Zustand zurückzukehren. Natürliche Killerzellen bleiben für einige Stunden hocheffektiv. Bestimmte Entzündungsmarker, die das Immunsystem bei der Heilung unterstützen, können für 1 bis 3 Tage leicht erhöht sein.

Wenn Sie sich jedoch überanstrengen, kann Ihr Immunsystem für kurze Zeit geschwächt sein. Dann wird vom »Open-Window-Effekt« gesprochen. In dieser Phase (ca. 2 bis 6 Stunden nach sehr intensivem Training) können Krankheitserreger leichter in den Körper eindringen. Aber keine Sorge, dafür müssten Sie sich schon extrem überfordern. Außerdem stellt auch diese Überforderung ein Training für Ihre Abwehrkräfte dar. So, wie ein Muskel wächst, wenn Sie ihn trainieren, wird auch Ihr Immunsystem stärker, wenn Sie es fordern.

Moderates Ausdauertraining

Aktivitäten wie Gehen, Radfahren, Schwimmen oder Joggen erhöhen die Herzfrequenz und fördern die Durchblutung, ohne das Immunsystem zu überlasten.

Empfehlung: 30 bis 45 Minuten moderate Bewegung an 4 bis 5 Tagen pro Woche sind optimal. Mindestens 1-mal in der Woche darf es etwas anstrengender werden. Das trainiert Ihr Immunsystem.

Rebounding

Trampolinspringen, auch als »Rebounding« bekannt, ist eine effektive und gleichzeitig sanfte Methode, das Immunsystem zu stärken. Schon wenige Minuten auf einem Mini-Trampolin reichen aus, um den Lymphfluss zu verbessen.

Beim Springen auf einem Mini-Trampolin wirkt die Schwerkraft wie eine natürliche Pumpe. Mit jedem Sprung werden die Lymphbahnen im Körper rhythmisch komprimiert und wieder entspannt, wodurch die Flüssigkeit in Bewegung bleibt. Dieser Effekt verbessert die Entgiftung und sorgt dafür, dass Krankheitserreger schneller abtransportiert und vom Immunsystem unschädlich gemacht werden können. Zusätzlich wird die Durchblutung angeregt, was die Versorgung der Zellen mit Sauerstoff und Nährstoffen verbessert.

Das Schöne am Trampolinspringen ist, dass es für nahezu jeden geeignet ist, unabhängig vom Alter oder Fitnesslevel. Da die Gelenke beim Springen durch die Federung des Trampolins geschont werden, ist Rebounding auch für Menschen mit empfindlichen Gelenken oder leichten Bewegungseinschränkungen ideal.

Empfehlung: Schon 10 bis 15 Minuten pro Tag reichen aus, um das Lymphsystem zu unterstützen und das Immunsystem zu stärken.

Leichtes Krafttraining

Liegestütze, Kniebeugen oder Übungen mit leichten Gewichten fördern die Muskelstärke und den Stoffwechsel, was die Immunabwehr unterstützt. Machen Sie hier so viele Wiederholungen, dass Sie pro Durchgang noch 2 weitere schaffen würden.

Mögliche Fehler beim Krafttraining:

- **Training bei Krankheit:** Bei einer akuten Infektion (z. B. Erkältung) sollten Sie auf Sport verzichten, da dieser den Krankheitsverlauf verschlimmern kann.
- **Dehydrierung:** Trinken Sie während und nach dem Training ausreichend Wasser, um den Körper zu unterstützen.
- **Zu intensives Training:** Übertraining kann Ihr Immunsystem belasten und Ihren Körper anfälliger für Infekte machen. Achten Sie auf ausreichend Regenerationszeiten.

Trotz aller berechtigten Vorsicht möchte ich keine Angst vor Übertraining machen. Das betrifft in der Regel eher Leistungssportler und sehr ambitionierte Hobbyathleten.

EXKURS: WIE ZEIGT SICH ÜBERTRAINING?

Wenn Sie es wirklich übertrieben haben und Ihr Körper durch zu intensives oder zu häufiges Training überlastet ist, können verschiedene Symptome darauf hindeuten, die sowohl den Körper als auch die Psyche betreffen.

Zu den häufigsten körperlichen Anzeichen gehören ständige Erschöpfung, Leistungsabfall und lang anhaltende Muskel- und Gelenkschmerzen. Selbst nach ausreichend Schlaf und Ruhe fühlt sich der Körper nicht regeneriert. Oft treten auch Schwierigkeiten beim Ein-

oder Durchschlafen auf. Der Ruhepuls kann erhöht sein, und das Risiko von Verletzungen oder Infektionen steigt deutlich an, da das Immunsystem geschwächt ist.

Psychisch macht sich Übertraining durch Stimmungsschwankungen, Reizbarkeit und Motivationsverlust bemerkbar. Aktivitäten, die Ihnen zuvor Freude bereitet haben, empfinden Sie als belastend, und es kann zu depressiven Verstimmungen kommen. Auch Konzentrationsprobleme und ein Gefühl der mentalen Erschöpfung sind bisweilen Begleiterscheinungen.

Was tun bei Übertraining?

Wenn Sie sich im Übertraining befinden, zeigt Ihr Körper Ihnen, dass er überlastet ist und nicht genug Zeit zur Regeneration hatte. Der wichtigste Schritt ist jetzt, eine Pause einzulegen. Verzichten Sie für einige Tage oder Wochen auf intensives Training, bis Sie sich wieder besser fühlen. Wenn Sie dennoch aktiv bleiben möchten, können leichte Aktivitäten wie Spaziergänge oder sanftes Yoga eine gute Alternative sein.

Achten Sie außerdem auf ausreichend Schlaf, denn Ihr Körper regeneriert sich während der Nachtruhe. Ideal sind 7 bis 9 Stunden Schlaf pro Nacht. Unterstützen Sie Ihren Körper zusätzlich mit einer ausgewogenen Ernährung: Eiweiß hilft bei der Reparatur der Muskeln, Kohlenhydrate füllen die Energiespeicher wieder auf, und Vitamine sowie Mineralstoffe wie Magnesium fördern die Regeneration. Trinken Sie ausreichend Wasser, um Ihren Flüssigkeitshaushalt auszugleichen.

Wenn Sie sich erholt haben, überarbeiten Sie Ihren Trainingsplan so, dass ausreichend Pausen eingeplant sind. Abwechslung im Training und eine kluge Planung helfen, Überbelastung in Zukunft zu vermeiden. Wenn Sie Unterstützung benötigen, wenden Sie sich an einen erfahrenen Trainer oder eine erfahrene Trainerin.

ÜBUNGEN: Yoga

In der Yoga-Praxis werden körperliche Aktivität und bewusste Atmung miteinander verbunden. Das führt zu einer spürbaren Reduktion des Stresspegels. Chronischer Stress kann die körpereigene Abwehr schwächen, indem er die Produktion von Stresshormonen wie Cortisol erhöht. Diese Hormone beeinträchtigen die Aktivität von Immunzellen und machen den Körper anfälliger für Infektionen und Krankheiten. Regelmäßiges Yoga senkt die Konzentration von Stresshormonen im Blut und fördert gleichzeitig die Ausschüttung von stimmungsaufhellenden Neurotransmittern wie Serotonin. Das ist die Grundlage für ein starkes und widerstandsfähiges Immunsystem. Wenn der Stresslevel sinkt, können Immunzellen wie T-Zellen und natürliche Killerzellen effektiver arbeiten.

Zusätzlich verbessert Yoga das Lymphsystem. Die Lymphflüssigkeit transportiert Immunzellen und Krankheitserreger zu den Lymphknoten. Dort werden sie unschädlich gemacht. Da das Lymphsystem keine eigene Pumpe hat, muss es durch Bewegung angeregt werden. Yoga-Positionen wie Drehungen, Vorbeugen oder der herabschauende Hund unterstützen den Fluss der Lymphflüssigkeit und helfen dem Körper, Abfallstoffe und Toxine effizienter zu entfernen. Das trägt zur Entgiftung bei und entlastet das Immunsystem, das sich wieder auf die Abwehr von Infektionen konzentrieren kann. Auch die Durchblutung sowie die Versorgung der Organe, einschließlich der Immunorgane Milz und Lymphknoten, wird gefördert.

Herabschauender Hund (Adho Mukha Svanasana)

- Beginnen Sie im Vierfüßlerstand, und platzieren Sie Ihre Hände schulterbreit auf dem Boden. Spreizen Sie die Finger, und stellen Sie die Knie hüftbreit auf.
- Ihr Rücken ist gerade, der Nacken entspannt und der Blick zum Boden gerichtet.

- Stellen Sie die Zehen auf, und drücken Sie die Hände fest in die Matte.
- Heben Sie das Becken nach oben und hinten, sodass Ihr Körper ein umgekehrtes »V« bildet.
- Strecken Sie den Rücken, und lassen Sie den Kopf entspannt zwischen den Armen hängen.
- Halten Sie die Schultern von den Ohren weg, und schieben Sie die Schulterblätter leicht zueinander.
- Strecken Sie die Beine so weit wie möglich, die Fersen streben Richtung Matte. Es ist in Ordnung, wenn sie den Boden nicht berühren.
- Halten Sie die Knie leicht gebeugt, wenn die Dehnung in den Beinen zu stark ist.
- Das Gewicht sollte zwischen den Händen und den Füßen balanciert sein.
- Atmen Sie ruhig und gleichmäßig, und bleiben Sie für 5 bis 10 tiefe Atemzüge in der Haltung.

Wirkung: Diese Haltung regt die Durchblutung im ganzen Körper an, besonders in Kopf und Oberkörper, und versorgt die Zellen mit mehr Sauerstoff und Nährstoffen. Sie hilft außerdem, Stress abzubauen und Verspannungen zu lösen, was das Immunsystem entlastet.

Sonnengruß (Surya Namaskar)

- Stellen Sie sich aufrecht an den vorderen Rand Ihrer Matte. Die Füße stehen nebeneinander fest auf dem Boden, die Hände sind vor der Brust in der Gebetshaltung aneinandergelegt. Atmen Sie tief ein, und heben Sie die Arme über den Kopf. Strecken Sie sich dabei nach oben, und lehnen Sie den Oberkörper leicht nach hinten. Der Blick geht nach oben.
- Atmen Sie aus, und beugen Sie sich nach vorn. Bringen Sie die Hände neben den Füßen auf den Boden. Die Knie können leicht gebeugt sein, falls nötig.

- Mit dem nächsten Einatmen machen Sie einen großen Schritt mit dem rechten Fuß nach hinten, das linke Bein bleibt vorn und ist angewinkelt. Richten Sie den Blick nach vorn, die Hände bleiben auf der Matte.
- Bringen Sie nun das linke Bein nach hinten. Strecken Sie den Po nach oben, und gehen Sie in die Position des herabschauenden Hundes. Strecken Sie Arme und Beine durch, und blicken Sie entspannt nach unten.
- Senken Sie Ihren Po wieder ab, und kommen Sie in die Brettposition (Liegestütz). Halten Sie den Körper gerade und die Bauchmuskeln angespannt.
- Atmen Sie aus, und legen Sie die Knie, die Brust und das Kinn auf dem Boden ab. Der Po bleibt leicht angehoben (Acht-Punkte-Haltung).
- Mit der nächsten Einatmung schieben Sie den Oberkörper nach vorn und oben in die Position der Kobra. Beugen Sie leicht die Arme, und blicken Sie nach oben.
- Atmen Sie wieder aus, heben Sie die Hüfte, und schieben Sie sich zurück in die Position des herabschauenden Hundes. Ihr Steißbein bildet den höchsten Punkt. Von der Seite sehen Sie nun aus wie ein Dreieck.
- Atmen Sie wieder ein, und stellen Sie den rechten Fuß nach vorn zwischen die Hände. Das linke Bein bleibt hinten. Halten Sie den Blick nach vorn gerichtet.
- Atmen Sie aus, und holen Sie das linke Bein nach vorn, sodass Sie sich wieder in der Vorwärtsbeuge befinden.
- Mit dem nächsten Einatmen rollen Sie den Oberkörper langsam Wirbel für Wirbel nach oben. Heben Sie die Arme über den Kopf, und lehnen Sie sich leicht zurück.
- Atmen Sie aus, senken Sie die Arme, und kehren Sie in die Gebetshaltung zurück.
- Wiederholen Sie diesen Ablauf, indem Sie nun mit dem linken Fuß beginnen.

- Sie können den Sonnengruß mehrmals in einem fließenden Rhythmus durchführen, bis Sie sich entspannt und gut durchblutet fühlen.

Wirkung: Der Sonnengruß (Surya Namaskar) ist eine dynamische Abfolge von Yoga-Positionen, die den gesamten Körper aktiviert. Die Übungen fördern nicht nur Ihre Flexibilität, Kraft und Koordination, sondern bringen auch Ihr Immunsystem in Schwung. Der Sonnengruß ist ein gesundes Morgenritual, das Sie gut in Ihren Tag einbauen können.

Auch die Drehung im Sitzen (Ardha Matsyendrasana), die Kobra (Bhujangasana) und die Kindhaltung (Balasana) sind gute Yoga-Übungen, um die Zirkulation im Körper zu verbessern und durch Kompression und Dekompression die Durchblutung der Milz zu fördern. Sie finden sie auf den Seiten 146 bis 147.

Kältetraining

Kurzzeitige Kältereize wie kaltes Duschen, Eisbäder oder Spaziergänge in der Kälte können positive Effekte auf Ihr Immunsystem haben. Diese Reize setzen Ihren Körper kontrolliert unter Stress und aktivieren dadurch Schutzmechanismen, die nicht nur die Abwehrkräfte stärken, sondern auch die allgemeine Gesundheit fördern.

- Förderung der Durchblutung: Kälte verengt zunächst die Blutgefäße, um den Wärmeverlust zu minimieren. Sobald der Kältereiz endet, weiten sich die Gefäße wieder, wodurch die Durchblutung angeregt wird. Dieser Wechsel sorgt dafür, dass der Sauerstoff und die Nährstoffe schneller in die Gewebe gelangen und die Abfallstoffe effektiver abtransportiert werden.
- Stimulation der Immunzellen: Die Produktion der weißen Blutkörperchen wird angeregt.
- Reduktion von Entzündungen: Die Freisetzung von entzündungsfördernden Botenstoffen wird reduziert, während gleich-

zeitig die Produktion von entzündungshemmenden Substanzen angekurbelt wird. Das trägt zur Linderung chronischer Entzündungen wie bei Autoimmunerkrankungen oder Überlastungssymptomen bei.

- Reduktion von Stress: Der kontrollierte Kontakt mit Kälte trainiert den Körper, besser auf Stress zu reagieren. Dieser Prozess, auch »Hormesis« genannt, stärkt die allgemeine Widerstandskraft. Das Nervensystem lernt, besser mit äußeren Belastungen umzugehen, wodurch der Körper widerstandsfähiger gegen physische und psychische Herausforderungen wird.

Wechselduschen

Starten Sie mit warmem Wasser, und duschen Sie für etwa eine Minute warm. Wechseln Sie dann für 20 bis 30 Sekunden zu kaltem Wasser. Wiederholen Sie den Wechsel 3- bis 5-mal, wobei Sie immer mit kaltem Wasser abschließen.

Wirkung: Der Wechsel zwischen Warm und Kalt regt die Durchblutung an, trainiert die Blutgefäße und fördert die Immunabwehr. Gleichzeitig wird die Haut straffer, und die Regeneration verbessert sich.

Kältespaziergänge

Ziehen Sie sich der Witterung entsprechend an, und gehen Sie 10 bis 20 Minuten an der frischen Luft spazieren. Besonders in Herbst- und Wintermonaten sind solche Spaziergänge ideal, um die Widerstandskraft des Körpers zu stärken.

Wirkung: Ihr Körper lernt, die Temperatur zu regulieren und Energie effizient zu nutzen. Das stärkt nicht nur Ihr Immunsystem, sondern auch Ihr Herz-Kreislauf-System. Die frische Luft verbessert außerdem die Sauerstoffversorgung und hebt Ihre Stimmung.

DIE KNOCHEN

STÜTZPFEILER DES LEBENS

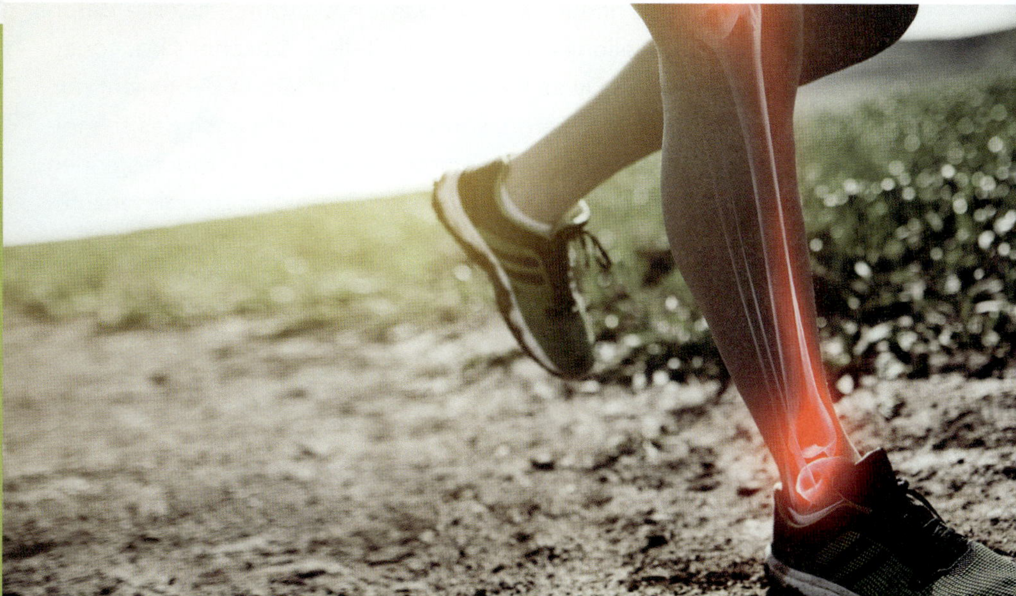

Wussten Sie, dass Sie bei Ihrer Geburt etwa 300 Knochen in Ihrem Körper hatten? Doch wenn Sie jetzt einmal recherchieren, wie viele Knochen ein erwachsener Mensch besitzt, werden Sie feststellen: Es sind nur noch etwa 210. Was ist mit den fehlenden 90 passiert? Keine Sorge – sie sind nicht wirklich verschwunden. Im Laufe der Zeit verschmelzen viele Knochen miteinander, um stabilere und funktionalere Strukturen zu bilden. Ein Prozess, der uns zeigt, wie dynamisch unser Körper ist und wie er sich an die Anforderungen des Lebens anpasst. Lassen Sie uns genauer hinschauen, was dabei im Hintergrund geschieht.

WISSENSWERTES ÜBER DIE KNOCHEN

Wenn wir geboren werden, ist unser Kopf im Vergleich zum Rest des Körpers groß. Der Schädel ist noch nicht vollständig verhärtet und besteht aus verschiedenen Knochenplatten, die durch flexible Bereiche, die als »Fontanellen« oder »weiche Stellen« bekannt sind, voneinander getrennt sind. Diese Flexibilität erlaubt einem Baby nicht nur, den Geburtskanal zu passieren, sondern ermöglicht auch das schnelle Wachstum des Gehirns in den ersten Lebensjahren. Hier beginnen die Schädelplatten, sich allmählich zu verhärten und zusammenzufügen. Bei diesem Prozess, der als »Ossifikation« bekannt ist, schließen sich die Fontanellen, wobei sich die kleinere (hintere) Fontanelle einige Monate nach der Geburt schließt und die größere (vordere) Fontanelle zwischen dem 18. und 24. Monat. In dieser Zeit verändert sich die Form des Schädels, um das Wachstum des Gehirns aufzunehmen. In den ersten Monaten nach der Geburt verdoppelt sich das Volumen des Gehirns und hat bis zum Alter von 3 Monaten in der Regel bereits 50 Prozent der Erwachsenengröße erreicht. Der schnelle Wachstumsschub ist ein Teil der neurologischen Entwicklung und notwendig für die Ausbildung der kognitiven, motorischen und sensorischen Fähigkeiten. Besonders in den ersten Lebensjahren finden entscheidende Prozesse statt, die die spätere Gehirnreifung und Lernfähigkeit maßgeblich beeinflussen.

Sie können sich das Wachstum der Knochen vorstellen wie das einer Pflanze. Aber anstatt aus der Erde nach oben zu sprießen, wachsen die Knochen von innen heraus. Das geschieht in speziellen Zonen, den sogenannten Wachstumsfugen, die sich in unseren langen Röhrenknochen wie dem Oberschenkel und dem Schienbein befinden. Sie funktionieren wie ein Teleskop, das sich verlängern kann. In der Pubertät haben Teenager oft einen plötzlichen Wachstumsschub. In dieser Zeit arbeiten die Wachstumsfugen auf Hochtouren, bis sie ihre Aufgabe irgendwann um das 20. Lebensjahr herum beenden.

Aber Knochenwachstum ist nicht nur eine Frage der Länge. Unsere Knochen können auch dichter und stärker werden. Das ist, als würde man Beton um ein Stahlgerüst gießen, um ein Gebäude stabiler zu machen. In unserer Jugend, vor allem während der Teenagerjahre, lagern unsere Knochen Kalzium ein, ein Mineral, das sie hart und stark macht. Diese Phase ist wie eine Investition in die »Knochenbank«, von der wir im späteren Leben abheben. Aus diesem Grund ist es wichtig, dass wir in jungen Jahren ausreichend Kalzium zu uns nehmen und uns regelmäßig bewegen. Unsere Knochen sind keine starren Strukturen, sondern vielmehr ein lebendiger Wald, der ständig wächst und sich verändert. Alte oder schwache Bäume (Knochenzellen) werden gefällt und durch neue, kräftige Setzlinge ersetzt. Dieser ständige Erneuerungsprozess hilft, die Knochen gesund und stark zu halten. Und das Gute ist, wir können aktiv etwas für die Stabilität unserer Knochen tun.

Mit einzigartigen Formen zur Perfektion

Jeder Knochen in unserem Körper, egal ob klein oder groß, hat eine Form, die seiner speziellen Funktion entspricht. Diese Vielfalt ist kein Zufall, sondern das Ergebnis von Millionen Jahren der Evolution, die uns zu dem gemacht haben, was wir heute sind. Wissenschaftler und Wissenschaftlerinnen unterscheiden Knochen hinsichtlich ihrer Form. Es gibt die **langen Knochen,** »Ossa longa«, zu denen die Knochen unserer Extremitäten zählen, zum Beispiel der Oberschenkelknochen, das Schien- und Wadenbein sowie die Mittelfußknochen. Sie sind wie stabile Stangen geformt, die nicht nur unser Gewicht tragen, sondern uns auch Bewegung ermöglichen. Diese Knochen wirken wie

Hebel, die mit unseren Muskeln zusammenarbeiten, um Kraft zu erzeugen. So ist für uns alles möglich – von einer sanften Umarmung bis hin zur sportlichen Höchstleistung.

Es gibt Knochen, die wie eine Rüstung wirken und unsere wertvollen Organe schützen. Es sind die **platten Knochen,** auch als »Ossa plana« bezeichnet. Hierzu zählt unser Schädel, der unser Gehirn umschließt. Er ist nicht einfach eine harte Schale, sondern eine sorgfältig geformte Struktur, die Stöße absorbiert und das empfindliche Gewebe im Inneren schützt. Ähnlich verhält es sich mit unserem Brustkorb, einem Käfig aus Rippen, der Herz und Lunge hütet und gleichzeitig flexibel genug ist, um sich bei jedem Atemzug zu bewegen. Die meisten Menschen haben 24 Rippen, 12 auf jeder Seite des Körpers. Einige Menschen werden jedoch mit einer zusätzlichen Rippe geboren, die als »Halsrippe« bekannt ist. Diese sitzt oberhalb der ersten Rippe und wird oftmals nur zufällig bemerkt. Manchmal kann sie zu Komplikationen führen, insbesondere, wenn sie Druck auf umliegende Nerven oder Blutgefäße ausübt. Andere haben weniger als 24 Rippen. Diese Variationen sind normal.

Manchmal werden Rippen operativ entfernt. Das kann medizinische Gründe haben wie bei der Halsrippe. Es gibt aber auch Operationen, die ästhetischer Natur sind. Es tauchen immer wieder Berichte von Menschen auf, die sich die unteren 2 Rippen entfernen ließen, um eine schmalere Taille zu bekommen. Dieser äußerst invasive Eingriff ist aber nicht ohne Risiko. Die langfristigen Auswirkungen auf die Gesundheit und Körperstruktur können nicht abgeschätzt werden. Meine Empfehlung: Wenn Ihre Rippen gut funktionieren, lassen Sie sie in Ihrem Körper.

Die unter dem Begriff »Ossa brevia« bekannten **kurzen Knochen** nehmen einen speziellen Platz im Aufbau unseres Körpers ein. Diese kleinen, oft kubisch geformten Knochen sind hauptsächlich in unseren Händen und Füßen zu finden. Sie fungieren als Stoßdämpfer und ermöglichen dem Hand- und Fußgelenk eine breite Palette von Bewegungen und eine gewisse Flexibilität, die für die Feinmotorik und das Gleichgewicht unerlässlich sind. Stellen Sie sich eine Tänzerin vor, der eine Drehung macht, oder einen Maler, der feine Pinselstriche ausführt. All diese Bewegungen werden durch die kurzen Knochen ermöglicht.

In der gleichen Familie wie die Ossa brevia finden wir die sogenannten **Sesambeine**. Diese kleinen Knochen sind in Sehnen eingebettet, die über ein Gelenk laufen. Sie wirken wie eine Umlenkrolle und erhöhen die Hebelwirkung der Muskeln, die dort befestigt sind. Das bedeutet, dass sie unseren Muskeln helfen, effizienter zu arbeiten, und gleichzeitig den Druck auf die Sehnen reduzieren, der durch körperliche Aktivitäten entsteht. Sie schützen die Sehnen auch vor übermäßigem Verschleiß und verringern die durch Bewegung verursachte Reibung. Ohne diese kleinen Knochen wäre es, als würde man einen Faden immer wieder über eine Tischkante ziehen. Innerhalb kürzester Zeit würde er ausfransen und reißen. Das bekannteste Sesambein ist die Kniescheibe.

Die kleinsten Knochen des menschlichen Körpers finden wir im Mittelohr. Dort sorgen die **Gehörknöchelchen,** die »Ossicula auditus«, für eine mechanische Schallweiterleitung. Insgesamt haben wir 3 solcher Knochen in jedem Ohr. Von außen nach innen betrachtet, kommt zuerst der Hammer (»Malleus«). Er ist mit dem Trommelfell verbunden und nimmt die Schwingungen auf, die durch Schallwellen erzeugt werden, wenn sie auf unser Ohr treffen. Der Hammer überträgt diese Schwingungen auf den Amboss (»Incus«), der wiederum mit dem dritten Knochen, dem Steigbügel (»Stapes«), verbunden ist. Das ist der kleinste Knochen im menschlichen Körper. Er überträgt als Letzter im Trio die Schwingungen auf das Innenohr, von wo aus die Schallwellen als Impulse zum Gehirn weitergeleitet werden. Das Ergebnis nehmen wir als Geräusch wahr.

Knochen als Fabrik und Lager

Einige der Knochen haben eine »produzierende« Funktion. Die breiten und flachen Knochen enthalten das rote Mark. Bei Erwachsenen kommt es hauptsächlich in den größeren Knochen vor wie dem Becken, den Rippen, dem Brustbein, den Schädelknochen, den Enden der langen Knochen des Armes und des Oberschenkels sowie in den Wirbeln. Bei Säuglingen ist das rote Knochenmark noch in allen Knochen zu finden. In diesem werden neue Blutzellen gebildet, sowohl rote und weiße Blutkörperchen als auch Blutplättchen. Wenn diese Zellen irgendwann veraltet sind, werden sie erkannt und aus dem Kreislauf entfernt, um Platz für neue zu schaffen.

Manche unserer Knochen dienen auch als Speicher. Unser Oberschenkelknochen, der größte Knochen im Körper, beherbergt zum Beispiel Fettreserven. Dieser versteckte Vorrat kann als Energiequelle dienen, besonders in Zeiten, in denen Nahrung knapp ist.

Knochenerkrankungen

Osteoporose ist eine Erkrankung, die unsere Knochen schwächt und brüchig macht, ähnlich einem Gebäude, das im Laufe der Zeit seine Festigkeit verliert. Die tragenden Balken (die Knochen) werden porös und anfällig für Brüche, oft schon durch minimale Belastung.

Ein befreundeter Orthopäde erzählte mir einmal, dass er regelmäßig ältere Damen mit Rippenbrüchen in seiner Praxis hatte. Der Grund war kein Sturz, sondern Omas Geburtstag und die Tatsache, dass alle sie in den Arm nehmen und ganz fest drücken wollten. Das haben die osteoporosegeschwächten Rippen irgendwann nicht mehr ausgehalten.

Das Gute ist: Oma kann geholfen werden. Wenn sie Krafttraining betreibt, setzt sie ihre Knochen einem guten Stress aus. Die Belastung regt die Knochenzellen an, mehr Knochenmasse zu produzieren, wodurch die Struktur insgesamt stabiler wird. Forschungen zeigen, dass regelmäßiges Krafttraining, besonders Übungen, die den ganzen Körper belasten, wie Kniebeugen, Lunges (Ausfallschritte) oder das Heben von Gewichten, dazu beitragen, den Knochenverlust, der mit Osteoporose einhergeht, zu verlangsamen oder sogar umzukehren.

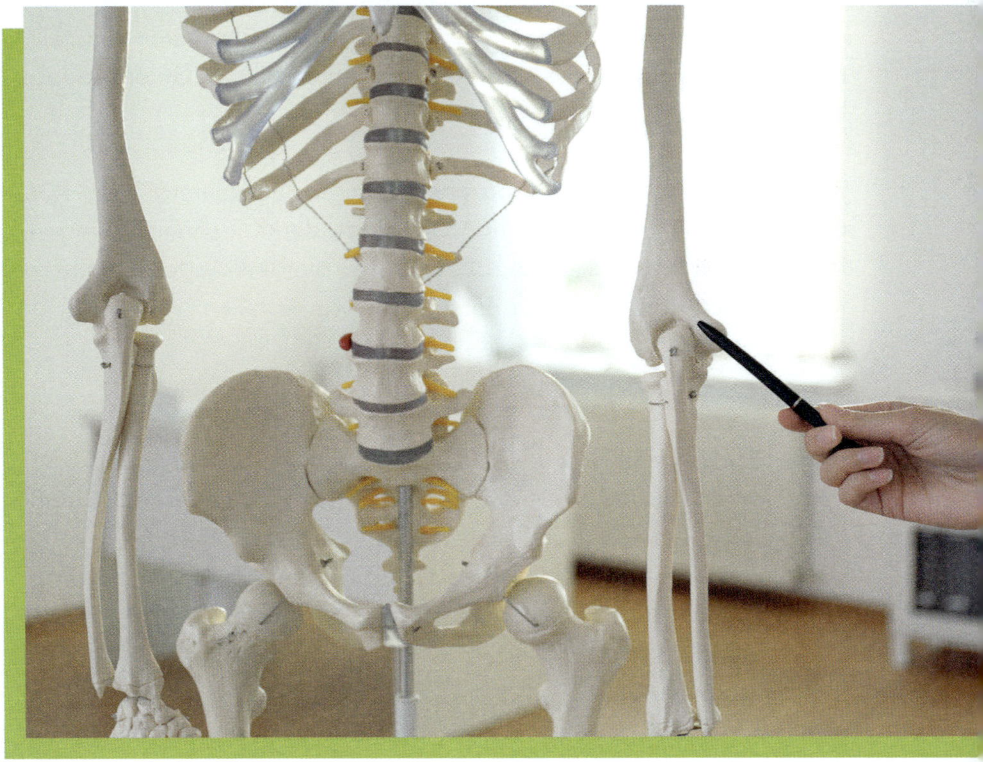

FÜR DIE GESUNDHEIT DER KNOCHEN

Hydration

Es mag überraschen, das Wasser auch für unsere Knochen wichtig ist. Wenn wir an Knochen denken, kommt uns meist erst einmal ihre mineralische Zusammensetzung und ihre Härte in den Sinn. Knochen enthalten aber nicht nur Mineralien. Tatsächlich besteht das Skelett zu 25 Prozent aus Wasser.

Wasser ist ein wesentlicher Bestandteil der Synovialflüssigkeit, die unsere Gelenke schmiert. Diese Flüssigkeit hilft, die Knochen vor Abnutzung zu schützen, indem sie als Puffer zwischen ihnen fungiert. Dadurch wird das Risiko von Arthritis (entzündliche Gelenkerkrankung) verringert.

Zudem ist Wasser das Haupttransportmittel für Nährstoffe im Körper. Es hilft, die Mineralien und Vitamine zu den Knochen zu bringen, die sie benötigen, um stark und gesund zu bleiben. Außerdem unterstützt es den Körper bei der Entsorgung von Abfällen.

Vitamine und Nährstoffe

KALZIUM

Kalzium ist wichtig für stabile Knochen, das ist allgemein bekannt. Unsere Knochen beherbergen fast 99 Prozent des gesamten Kalziumvorrats des Körpers. Kalzium ist dabei der Schlüssel für die Stabilität und Struktur der Knochen. Es sorgt dafür, dass sie robust und widerstandsfähig gegenüber den Belastungen des täglichen Lebens bleiben. Aber die Aufgabe des Kalziums endet nicht im Knochen. Der Körper benötigt es für viele verschiedene Funktionen. So unterstützt es die Kontraktion der Muskeln – eine lebenswichtige Aktion, die unser Herz in einem stetigen Rhythmus schlagen lässt. Ohne ausreichend Kalzium würde es nicht richtig funktionieren.

Der Körper hat außerdem ein raffiniertes Rückkopplungssystem, um sicherzustellen, dass der Kalziumspiegel im Blut immer ausgewogen bleibt. Wenn Ihre Kalziumwerte im Blut also gefährlich sinken, springen Ihre Knochen ein und geben etwas von ihrem Kalziumvorrat ab. So wird das Gleichgewicht wiederhergestellt. Damit der Knochen nicht zu viel Kalzium einbüßt, wird gleichzeitig die Kalziumaufnahme im Darm erhöht und die Ausscheidung über die Nieren gehemmt. Ein Erwachsener sollte ca. 1000 Milligramm Kalzium am Tag zu sich nehmen. Da der Körper das Kalzium aus Lebensmitteln nicht zu 100 Prozent aufnehmen kann, empfehle ich, auf eine Bandbreite von verschiedenen Nahrungsmitteln zurückzugreifen. Quellen sind die folgenden:

Milchprodukte (z. B. Emmentaler, Edamer, Parmesan, Ziegenkäse, Vollmilch, Kefir, Joghurt, Magerquark). Milcherzeugnisse waren in den vergangenen Jahren oft Thema hitziger Debatten. Die einen sagen, Milch sei wichtig und darf in keiner ausgewogenen Ernährung fehlen, die anderen gehen sogar so weit, Milch als Gift zu bezeichnen. Ich möchte Ihnen nur mit auf den Weg geben: Prüfen Sie, ob Sie Milch gut vertragen.

Auch wenn Milchprodukte verhältnismäßig viel Kalzium enthalten, sind sie nicht automatisch die perfekte Quelle. Die Bioverfügbarkeit liegt hier nur bei etwa 30 Prozent. Das bedeutet, von 100 Milligramm Kalzium kann der Körper nur etwa 30 Milligramm tatsächlich verwerten.

Getreide und Hülsenfrüchten (z.B. Sojabohnen, Kichererbsen, grüne Bohnen, weiße Bohnen, Amaranth, Quinoa, Haferflocken). Hülsenfrüchte liefern Kalzium und sind gute Eiweißquellen. Allerdings enthalten Sie Phytinsäure, die die Aufnahme von Kalzium und anderen Nährstoffen beeinträchtigen kann. Sie können den Gehalt an Phytinsäure aber verringern, indem Sie die Hülsenfrüchte über Nacht in Wasser einlegen.

Gemüse (v.a. grünes Blattgemüse wie Grünkohl, Brokkoli, Rucola, Spinat, Fenchel, Chinakohl). Mit einer Bioverfügbarkeit von über 50 Prozent nimmt der Körper viel vom enthaltenen Kalzium auf. In Gemüse ist auch Phytinsäure enthalten. Um die Verwertung zu verbessern, kann das Gemüse blanchiert werden, wodurch sich der Gehalt der Phytinsäure sowie der aufnahmehemmenden Oxalate verringert.

VITAMIN D

Einer der Hauptgründe, warum Vitamin D so wichtig für Ihre Knochengesundheit ist, liegt in seiner Fähigkeit, die Aufnahme von Kalzium aus der Nahrung zu regulieren. Wenn Sie eine kalziumreiche Mahlzeit zu sich nehmen, sorgt Vitamin D dafür, dass das Kalzium im Darm aufgenommen und in den Blutkreislauf gebracht wird. Außerdem hilft Vitamin D, den Kalziumspiegel im Blut zu regulieren. Es stellt sicher, dass genügend Kalzium vorhanden ist, um den Bedürfnissen Ihres Körpers gerecht zu werden.

Vitamin D ist aber auch aktiv am Knochenbau beteiligt. Ein Prozess, bei dem ständig neues Knochengewebe gebildet und altes abgebaut wird und der unerlässlich für die Aufrechterhaltung der Knochengesundheit ist.

Ausreichende Mengen von Vitamin D sind notwendig, um Knochenerkrankungen wie Rachitis bei Kindern und Osteomalazie bei Erwachsenen zu verhindern. Diese Erkrankungen, die durch eine Erweichung oder Schwächung der Knochen gekennzeichnet sind, können auftreten, wenn der Körper nicht genügend Vitamin D hat, um Kalzium ordnungsgemäß zu verwenden.

MAGNESIUM

Wie wichtig Magnesium für die Knochen ist, sieht man schon daran, dass sie 60 Prozent des im Körper enthaltenen Magnesiums speichern. Das entspricht in etwa 25 Gramm. Daher sollten Sie neben Kalzium und Vitamin D immer auf eine ausreichende Versorgung mit Magnesium achten.

Der Körper sorgt immer für einen konstanten Magnesiumspiegel im Blut. Sobald dieser sinkt, bedient er sich bei Ihren Knochen. Die so entstehende Ausdünnung der Knochenstruktur kann langfristig Osteoporose begünstigen.

Zu den besten Magnesiumlieferanten gehören Nüsse und Hülsenfrüchte. Aber auch Naturreis und Vollkornprodukte sind reich an Magnesium, zudem Geflügel und Fisch.

Prüfen Sie auch, wie viel Magnesium Ihr Mineralwasser enthält. Sollten Sie der Meinung sein, nicht genug über die tägliche Nahrung aufnehmen zu können, kann eine Nahrungsergänzung helfen. Ich empfehle hier ein Magnesiumcitrat, da es vom Körper gut aufgenommen wird.

KOLLAGEN

Kollagen ist das am häufigsten vorkommende Protein in unserem Körper und spielt eine wesentliche Rolle für die Struktur und Festigkeit verschiedener Gewebearten, aber insbesondere für die Knochen. Es wirkt wie ein Stützpfeiler, der den Knochen Form und Festigkeit verleiht. Ohne Kollagen könnten Brüche nicht heilen, denn es fördert das Wachstum neuer Zellen.

Die Bildung von Kollagen ist ein komplexer Vorgang, der bestimmte Nährstoffe benötigt. Proteine aus unserer Nahrung werden so zerlegt, dass die Aminosäuren Prolin, Lysin und Glycin entstehen. Damit das funktioniert, wird zusätzlich Vitamin C benötigt. Ohne dieses Vitamin können die Proteinbausteine nicht miteinander verknüpft werden. Das war in der Vergangenheit ein ernstes Problem. Besonders Seefahrer hatten auf den langen Reisen oft mit einem Vitamin-C-Mangel zu kämpfen. Die daraus entstehenden Symptome wie Zahnausfall, Blutungen unter der Haut sowie Gelenk- und Muskelschmerzen sind uns heute unter dem Namen »Skorbut« bekannt.

Wenn Sie alle Nährstoffe parat haben, kommen die Fibroblasten zum Einsatz. Das sind die Baumeister Ihres Körpers. Sie produzieren eine Vorstufe des Kollagens, das dann in Ihre Knochen und andere Gewebe eingebaut wird.

Sie können einiges tun, um die Kollagenproduktion zu unterstützen. Wichtig ist eine protein- und vitaminreiche Ernährung. Hier sind einige Lebensmittel, die helfen können:

Z.B. Fleisch, Ei, Milchprodukte und Fisch (liefern die Aminosäuren, die für den Aufbau von Kollagen wichtig sind), Obst und Gemüse (v.a. Vitamin-C-Haltiges wie Zitrusfrüchte, Erdbeere und Paprika), Knochenbrühe (eine traditionelle Nahrungsquelle, die durch das Auskochen von Tierknochen gewonnen wird), Tofu, Bohnen, Linsen sowie andere Hülsenfrüchte (v.a. für Vegetarier und Veganer)

Übungen und Aktivitäten

Wenn Sie Sport machen, bei dem Ihre Muskeln gegen Widerstand arbeiten, zum Beispiel Gewichtheben, Treppensteigen oder Yoga, bekommen Ihre Knochen das Signal: »Wir brauchen hier mehr Kraft!« Sie antworten darauf, indem sie mehr Zellen produzieren und dichter werden, besonders in den Bereichen, die am meisten belastet werden.

Dieser Prozess wird durch das Prinzip der »mechanischen Belastung« erklärt. Einfach ausgedrückt: Wenn Zugkräfte auf Ihre Knochen wirken, reagieren sie darauf, indem sie stärker werden. Muskeln sind wie Seile, die an den Knochen ziehen und sie in verschiedene Richtungen bewegen. Ihre Knochen werden dichter und robuster, um die Spannung auszuhalten.

Aber nicht jedes Training ist gleich effektiv. Aktivitäten, bei denen Sie Ihr eigenes Körpergewicht tragen wie Laufen, Springen oder Tanzen, sind besonders vorteilhaft für den Aufbau starker Knochen. Auf der anderen Seite bieten Schwimmen oder Radfahren nicht die gleiche »belastende« Wirkung auf die Knochen, weil Sie bei diesen Aktivitäten nicht Ihr ganzes Gewicht tragen oder Druck auf das Skelett ausüben.

Außerdem wichtig zu bedenken ist, dass das Guthaben, das Sie in jungen Jahren durch Aufbauarbeit in Ihre »Knochenbank« stecken, im Laufe der Zeit abnehmen kann, wenn Sie nicht aktiv bleiben. Daher sollten Sie sich regelmäßig körperlich betätigen und Krafttraining in Ihre Routine integrieren, um Ihre Knochen stark zu halten. Auch ein Gebäude benötigt regelmäßige Wartung, um sicher und stabil zu bleiben.

So zeigt sich, dass das Trainieren mit Gewichten oder das Teilnehmen an Aktivitäten, die den Körper fordern, nicht nur Ihre Muskeln formt, sondern auch Ihr inneres »Stahlgerüst« stärkt. Das gilt besonders, wenn Sie von Osteoporose betroffen sind.

Krafttraining

Krafttraining spielt eine wesentliche Rolle für die Gesundheit Ihrer Knochen. Durch die Übungen werden mechanische Reize gesetzt, die den Knochenstoffwechsel anregen. Knochen sind lebendiges Gewebe, das auf Belastung reagiert. Wird Druck oder Zug auf sie ausgeübt, passen sie sich an, indem sie stärker und dichter werden.

Krafttraining zielt zwar erst einmal darauf ab, die Muskeln zu kräftigen. Diese stehen aber in direkter Verbindung mit den Knochen. Bei jeder Bewegung ziehen die Muskeln über Sehnen an ihnen, wodurch mechanische Spannungen erzeugt werden. Dieser Reiz fördert die Aktivität der sogenannten Osteoblasten, der Zellen, die für den Aufbau neuer Knochensubstanz verantwortlich sind. Gleichzeitig wird der Abbau durch Osteoklasten – die Gegenspieler der Osteoblasten – reduziert. Diese Balance trägt dazu bei, die Knochendichte zu erhalten oder sogar zu steigern, insbesondere in belasteten Regionen wie den Beinen, Armen und der Wirbelsäule. Aus diesem Grund wird Krafttraining auch für Menschen empfohlen, die unter Osteoporose leiden.

Studien zeigen, dass regelmäßig durchgeführtes Krafttraining die Knochendichte signifikant erhöhen kann. Dabei spielt die Intensität eine entscheidende Rolle: Höhere Widerstände wirken stärker auf die Knochen als leichte Belastungen.

Krafttraining ist besonders wichtig in verschiedenen Lebensphasen:

Junge Erwachsene: Krafttraining fördert den Aufbau maximaler Knochendichte, was die Grundlage für ein gesundes Skelett im Alter bildet.

Ältere Menschen: Das Training kann den altersbedingten Knochenschwund (Osteoporose) verlangsamen oder verhindern und das Risiko von Knochenbrüchen senken.

Frauen nach der Menopause: Durch den Rückgang von Östrogen, einem knochenschützenden Hormon, erhöht sich das Frakturrisiko. Krafttraining hilft, diesen Verlust auszugleichen.

Fitnessstudio oder Home-Work-out

Wenn Sie mit dem Krafttraining anfangen möchten, bietet es sich an, in ein Fitnessstudio zu gehen. Dort können Sie sich von einem erfahrenen Trainer oder einer erfahrenen Trainerin ein auf Ihre Ziele abgestimmtes Übungsprogramm erstellen lassen und so unter kontrollierten Bedingungen an professionellen Maschinen trainieren.

Es gibt allerdings viele Menschen, darunter auch einige meiner Patienten und Patientinnen, die nicht ins Fitnessstudio gehen möchten. Wenn es Ihnen genauso geht oder es kein passendes Studio in Ihrer Nähe gibt, ist das kein Hindernis. Denn Sie können Ihre Muskeln und Knochen ganz einfach überall trainieren – ob zu Hause, im Park oder sogar im Büro.

Hier ist ein kleiner Leitfaden für Sie

Gesundheitscheck machen: Vor allem, wenn Sie neu im Training sind oder gesundheitliche Einschränkungen haben, ist zu Beginn ein Check-up beim Arzt sinnvoll. Dabei wird festgestellt, ob Ihr Körper bereit für Belastungen ist und ob es Einschränkungen gibt, z.B. bei Osteoporose, Herz-Kreislauf-Erkrankungen oder Gelenkproblemen.

Dieser Plan ist für Einsteiger und Einsteigerinnen geeignet, dauert ca. 30 Minuten und umfasst Übungen für den gesamten Körper.

Aufwärmen (5 Minuten)

- Stellen Sie sich aufrecht hin, und lassen Sie die Arme locker kreisen. Rollen Sie dabei die Schultern langsam und bewusst nach hinten, um Verspannungen zu lösen. Wiederholen Sie die Bewegung einige Male in einem entspannten Rhythmus. (ca. 1 Minute)
- Stellen Sie die Füße hüftbreit auseinander. Machen Sie einen Schritt nach rechts, und lassen Sie die Arme dabei locker seitlich mitschwingen. Ziehen Sie anschließend den linken Fuß nach, und schwingen Sie die Arme sanft zurück. Wiederholen Sie die Bewegung zur linken Seite. (ca. 2 Minuten)
- Ziehen Sie im Wechsel die Knie nach oben, bis sie etwa auf Hüfthöhe sind. Schwingen Sie die Arme locker entgegengesetzt zu den Beinen mit. (ca. 1 Minute)
- Springen Sie mit den Beinen gleichzeitig nach außen, während Sie die Arme über dem Kopf zusammenführen. Springen Sie zurück in die Ausgangsposition, und bringen Sie die Arme wieder an die Seiten. Führen Sie die Bewegung in einem gleichmäßigen Rhythmus aus. (ca. 1 Minute)

Kraftübungen

Kniebeugen (Beine und Gesäß)

- Stellen Sie sich hüftbreit hin, senken Sie den Körper kontrolliert ab, und kommen Sie wieder hoch.

- Achten Sie darauf, dass die Knie nicht über die Fußspitzen hinausragen.

Empfehlung: 3 Sätze à 8 bis 12 Wiederholungen

Wandsitz (Beine und Hüfte)

- Lehnen Sie sich mit dem Rücken an eine Wand, und senken Sie den Körper ab, bis Ihre Oberschenkel parallel zum Boden sind.
- Halten Sie diese Position, und achten Sie darauf, dass die Knie über den Fußspitzen bleiben.

Empfehlung: 3 Sätze à 20 bis 60 Sekunden halten

Plank (Rumpf, Wirbelsäule und Arme)

- Gehen Sie in die Liegestützposition, halten Sie den Körper gerade, und spannen Sie Bauch und Gesäß an.
- Anfänger können die Knie auf dem Boden lassen.

Empfehlung: 3 Sätze à 20 bis 60 Sekunden halten

Brücke (Rücken und Hüfte)

- Legen Sie sich auf den Rücken, stellen Sie die Füße auf, und heben Sie das Becken, bis Ihr Körper von den Schultern bis zu den Knien eine gerade Linie bildet.
- Halten Sie die Position, und spannen Sie Gesäß und Bauch an.

Empfehlung: 3 Sätze à 20 bis 60 Sekunden halten

Isometrisches Rudern (Rücken und Arme)

- Stellen Sie sich leicht vorgebeugt hin, als würden Sie rudern. Spannen Sie die Bauchmuskeln an, um den Rücken zu stabilisieren. Führen Sie nun die Ellenbogen nah am Körper nach hinten. Ziehen Sie dabei die Schulterblätter bewusst zusammen, und halten Sie die Spannung.

Empfehlung: 3 Sätze à 20 bis 60 Sekunden halten

DIE MUSKELN

BEWEGUNG IM EINKLANG

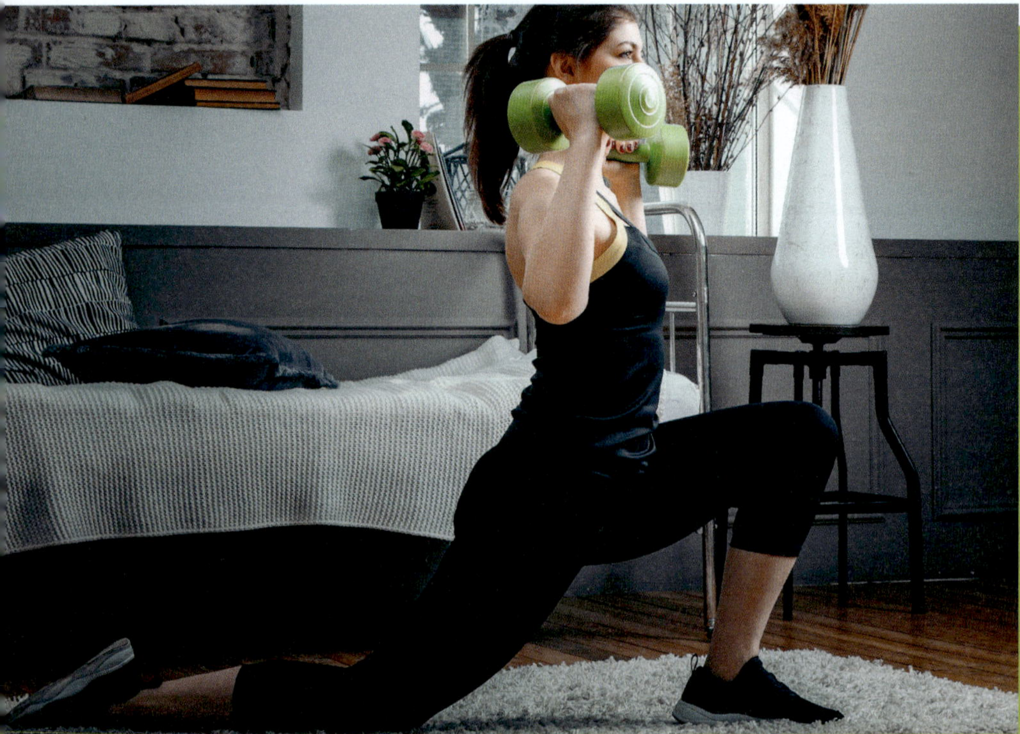

Wenn wir an Muskeln und muskulöse Körper denken, haben viele von uns einen Mann vor Augen: Arnold Schwarzenegger. Als ehemaliger Bodybuilder, mehrfacher Mr.-Olympia-Sieger und Hollywoodstar ist er seit Jahrzehnten ein Sinnbild für Kraft, Körperbeherrschung und Ästhetik.

Doch schon lange vor Schwarzenegger prägte der deutsch-britische Kraftsportpionier Eugen Sandow die Welt des Muskelaufbaus und legte damit den Grundstein für das moderne Verständnis von körperlicher Stärke.

Sandow, der oft als »Vater des Bodybuildings« bezeichnet wird, war ein visionärer Athlet, der bereits im späten 19. Jahrhundert nicht nur die Bedeutung von gut trainierten Muskeln für die Leistungsfähigkeit, sondern auch als ästhetisches Ideal hervorhob.

Zu einer Zeit, als körperliche Ertüchtigung und gezielter Muskelaufbau noch keine etablierte Kultur darstellten und der menschliche Körper primär als funktionales Werkzeug für harte Arbeit galt, zeigte Sandow, dass Muskulatur auch Kunst sein konnte. Er trat auf Varietébühnen und in Zirkussen auf, um seine außergewöhnliche Muskelkontrolle und -kraft zu demonstrieren. Parallel dazu widmete sich Sandow intensiv der Theorie des Muskelaufbaus. Er entwickelte eigene Trainingsprogramme und verbreitete sein Wissen in Büchern und Zeitschriften. Sein Wirken trug entscheidend dazu bei, dass Muskelaufbau und körperliche Fitness immer populärer wurden. In gewisser Weise war Eugen Sandow damit der erste echte »Fitness-Influencer«.

WISSENSWERTES ÜBER DIE MUSKELN

Es gibt verschiedene Arten von Muskulatur in unserem Körper, und jede spielt eine spezifische und entscheidende Rolle. Die **Skelettmuskulatur,** die an unseren Knochen befestigt ist, ermöglicht es uns, zu laufen, zu springen, zu greifen und alle möglichen Bewegungen auszuführen. Die Muskeln sind unserem willentlichen Nervensystem unterworfen, wir können sie also bewusst an- und entspannen. Von den insgesamt ca. 650 Muskeln gehören etwa 600 zur Skelettmuskulatur. In der Literatur weichen die Zahlen teilweise ab. Das liegt auch daran, dass einige Muskeln nicht bei jedem Menschen ausgebildet sind. So ist der Musculus sternalis, ein Muskel, der längs am Brustbein verläuft, nur bei etwa 7 Prozent der Menschen zu finden.

Neben der Skelettmuskulatur gibt es noch die **glatte Muskulatur.** Diese finden wir in den Wänden von Organen wie dem Magen- und Darmsystem, den Blutgefäßen und der Lunge. Im Gegensatz zur Skelettmuskulatur, die bewusst gesteuert wird, arbeiten die glatten Muskeln unabhängig von unserem Willen. Sie reagieren automatisch auf Signale des Nervensystems und verschiedener Hormone, um zum Beispiel die Durchblutung zu regulieren oder den Verdauungsprozess zu steuern. Auf diese Weise funktionieren viele Prozesse in unserem Körper, ohne dass wir darüber nachdenken müssen.

Ein Beispiel dafür ist der peristaltische Reflex, der den Nahrungsbrei durch unseren Verdauungstrakt bewegt. Das ist ein wellenartiger Bewegungsablauf, bei dem sich die Muskulatur in einer koordinierten Weise zusammenzieht und entspannt, um die Nahrung voranzutreiben.

Auch die Struktur der glatten Muskulatur unterscheidet sich von der der Skelettmuskulatur. Sie ist nicht so regelmäßig gestreift, was ihr auch den Namen »glatte Muskulatur« verleiht. Diese Muskeln können sich langsamer anspannen. Dafür können sie aber für längere Zeiträume kontrahiert bleiben, ohne schnell zu ermüden.

Würde unsere Darmperistaltik nicht mehr funktionieren, würden wir in ernste Schwierigkeiten kommen. Bei einem sogenannten paralytischen Ileus (Darmverschluss) kommt es zum Darmstillstand. Das führt dazu, dass Nahrung, Flüssigkeiten und Gase nicht mehr durch den Darm transportiert werden können und sich stattdessen ansammeln. Das Abdomen bläht sich stark auf. Wird das Problem nicht umgehend behoben, kann das zu einer Störung des Elektrolythaushalts führen, was wiederum Herzprobleme und andere gesundheitliche Komplikationen verursachen kann. In schweren Fällen reißt der aufgeblähte Darm oder wird undicht, was zu einer lebensbedrohlichen Infektion führen kann.

Um immer perfekt auf alle Anforderungen vorbereitet zu sein, hat die glatte Muskulatur noch ein Ass im Ärmel: Sie kann wachsen. Dieser Prozess ist als **»Hyperplasie«** bekannt. Die Muskeln wachsen, indem sie mehr Zellen produzieren. Stellen Sie sich vor, Sie haben eine bestimmte Menge von Bauklötzen, aber brauchen mehr, um etwas Größeres zu bauen. Was tun? Sie fügen einfach zusätzliche Bauklötze hinzu. So macht es die glatte Muskulatur bei der Hyperplasie. Diese Fähigkeit ist besonders nützlich für Organe, die sich an verschiedene Situationen anpassen müssen. Zum Beispiel kann die Gebärmutter während einer Schwangerschaft wachsen, indem sie mehr Muskelzellen bildet, um Platz für das heranwachsende Baby zu schaffen.

Unsere Skelettmuskulatur hingegen muss mit den Bauklötzen auskommen, die sie hat. Doch was passiert, wenn wir unsere Muskeln im Fitnessstudio trainieren? Hier kommt es zur **»Hypertrophie«** der Muskulatur. Dabei handelt es sich um ein Dickenwachstum der einzelnen Muskelzellen. Der Bizeps-Muskel fügt also keine neuen Bauklötze hinzu, sondern vergrößert die bestehenden.

Es gibt noch einen Muskel, der so besonders ist, dass ich ihn hervorheben möchte. Dieser Muskel zeichnet sich durch eine unermüdliche Ausdauer aus. Er arbeitet im Laufe unseres Lebens kontinuierlich, ohne jemals innezuhalten: Es ist unser **Herzmuskel,** auch »Myokard« genannt. Während andere Muskeln nach einer gewissen Zeit ermüden und Ruhe benötigen, arbeitet das Herz ununterbrochen, um Blut durch unseren Körper zu pumpen. Das liegt an der speziellen Energieversorgung der Herzmuskelzellen. Sie sind reich an Mitochondrien, den Kraftwerken der Zelle, die für die Energieproduktion verantwortlich sind. Etwa 40 Prozent der Herzmuskelzelle setzt sich aus Mitochondrien zusammen. Zum Vergleich: Ein gut trainierter Skelettmuskel besteht zu maximal 10 Prozent aus diesen Energiekraftwerken.

Ein so leistungsfähiger Muskel will mit Sauerstoff und Nährstoffen versorgt werden. Obwohl das Herz Blut durch den gesamten Körper pumpt, erhält es seine Nährstoffe nicht direkt daraus. Stattdessen ist es auf sein eigenes Netzwerk angewiesen. Dafür gibt es die Koronararterien, die direkt der Aorta entspringen, der größten Arterie des Körpers. Sie verzweigen sich in kleinere Äste und Kapillaren, um das gesamte Herzmuskelgewebe zu erreichen. Nachdem das Blut Sauerstoff und Nährstoffe an das Gewebe abgegeben hat, wird es durch ein Netzwerk von Herzkranzvenen gesammelt und in den rechten Vorhof zurückgeführt. Die häufigste Erkrankung der Koronararterien ist die koronare Herzkrankheit. Sie entsteht, wenn sich in den Arterien Plaques aus Fett, Cholesterin, Kalzium und anderen Substanzen ansammeln und diese verengen und verhärten. Als Folge daraus kann unser Herzmuskel nicht mehr ausreichend versorgt werden, was lebensbedrohlich ist.

Kleiner Muskel, große Kraft

Auch wenn unser Herzmuskel der mit Abstand ausdauerndste in unserem Körper ist, haben wir noch weitere kräftige Muskeln. Der stärkste unter ihnen (im Verhältnis zur Größe) ist der Musculus masseter. Er ist rechteckig und verläuft vom Jochbein zum Unterkiefer. Dank ihm können wir kraftvoll zubeißen. Der sogenannte Anpressdruck, der dabei entsteht, liegt zwischen 70 und 150 Kilogramm. Das ist eine sportliche Leistung, doch im Vergleich zu vielen unserer tierischen Zeitgenossen spielt der Mensch eher in der Bezirksliga. Das sind die Top-Athleten im Zubeißen:

- **Der Weiße Hai:** Mit einer der stärksten Beißkraft der Tierwelt kann ein Weißer Hai einen Druck von fast 2000 Kilogramm ausüben.
- **Das Salzwasserkrokodil:** Dieses Reptil hat die stärkste Beißkraft aller an Land lebenden Tiere und kann einen Druck von bis zu 1300 Kilogramm erreichen.
- **Die Hyäne:** Hyänen sind bekannt für ihre starke Beißkraft von fast 1000 Kilogramm. Damit haben sie im Verhältnis zur Körpergröße den stärksten Biss.

Von Riesen und Zwergen

Der größte Muskel im menschlichen Körper ist der **Gesäßmuskel,** auch »Musculus gluteus maximus« genannt. Er ist verantwortlich für die Streckung des Oberschenkels im Hüftgelenk einschließlich der Außenrotation. Beim Menschen ist er besonders gut entwickelt. Das liegt daran, dass er maßgeblich am aufrechten Gang beteiligt ist. Durch unsere vermehrt sitzenden Tätigkeiten wird er jedoch immer schwächer. Das wird dann als »Dead Butt Syndrome« (Toter-Po-Syndrom) bezeichnet. Eine schwache Gesäßmuskulatur kann zu Problemen mit der Körperhaltung führen und Schmerzen im unteren Rückenbereich verursachen, da andere Muskeln überkompensieren müssen. Wenn Sie also vermehrt unter Rückenschmerzen leiden, könnten Kniebeugen und Ausfallschritte für Abhilfe sorgen.

Der flächenmäßig größte Muskel ist der **breite Rückenmuskel,** auch »Musculus latissimus dorsi« genannt. Er bedeckt flächig unseren Rücken und ist meist bei Schwimmern gut entwickelt.

Im Körper der Frau befindet sich ein weiterer großer Muskel: der **Gebärmuttermuskel** oder **Uterus.** Er ist birnenförmig, liegt im Becken und spielt eine zentrale Rolle bei der Menstruation, Schwangerschaft und Geburt. Der Gebärmuttermuskel ist einzigartig in seiner Fähigkeit, sich während der Schwangerschaft um das Dreißigfache auszudehnen. Während des Gebärens zieht er sich kräftig zusammen (Wehen), um das Baby durch den Geburtskanal zu befördern. Danach kann sich der Uterus wieder auf seine ursprüngliche Größe verkleinern, ein Prozess, der als »Rückbildung« bekannt ist. Diese bemerkenswerte Elastizität und Kontraktilität unterscheidet die Gebärmutter von allen anderen Muskeln im menschlichen Körper.

Der kleinste Muskel im menschlichen Körper ist der **Steigbügelmuskel** im Mittelohr, der »Musculus stapedius«. Er misst nur etwa 2 bis 3 Millimeter, doch ohne ihn würde unser Gehör nicht funktionieren. Er ist an der Schallregulierung beteiligt und stabilisiert den kleinsten Knochen im menschlichen Körper, den Steigbügel, um zu verhindern, dass er bei lauten Geräuschen zu stark vibriert. Dadurch hilft der Steigbügelmuskel, das Innenohr vor zu lauten Geräuschen zu schützen, und trägt zur Feinabstimmung unseres Hörvermögens bei.

Und dann gibt es da noch die **Muskeln am Rand der Haare,** die »Musculi arrectores pilorum«. Sie sind mit jedem Haarfollikel verbunden und verantwortlich für das Phänomen, das umgangssprachlich als »Gänsehaut« bezeichnet wird. Sie kontrahieren als Reaktion auf Kälte oder emotionale Reize, was dazu führt, dass sich die Haare aufrichten. Jedes Haarfollikel in unserem Körper ist mit so einem Muskel verbunden. Bei ca. 5 Millionen Haarfollikeln kommt da einiges zusammen.

FÜR DIE GESUNDHEIT DER MUSKELN

Muskeln wollen sich dehnen

Gelenke sind immer nur so beweglich wie die Muskeln, die sie umgeben. Je geschmeidiger ein Muskel ist, desto freier lässt sich ein Gelenk ohne Schmerzen drehen. Natürlich bringt jeder Mensch von Haus aus eine individuelle Beweglichkeit mit. Und wir müssen nicht alle die Flexibilität eines Daniel Browning Smith haben. Der als »The Rubberboy« bekannte Amerikaner hält den Titel als flexibelster Mensch der Welt. Er ist sogar so beweglich, dass er sich durch einen unbespannten Tennisschläger zwängen kann. Seine außergewöhnlichen Fähigkeiten stammen von einer seltenen Erkrankung namens »Ehlers-Danlos-Syndrom«. Dabei handelt es sich um eine Kollagenstörung, die eine extreme Flexibilität der Gelenke und der Haut verursacht.

Auch wenn es für Ihr Wohlbefinden nicht notwendig ist, dass Sie durch einen Tennisschläger passen, so benötigen Sie doch ein gewisses Maß an Biegsamkeit, damit Ihre Gelenke nicht anfangen, zu schmerzen.

Muskeln, die nicht flexibel genug sind, bergen ein erhöhtes Risiko von Verletzungen während körperlicher Aktivitäten. Das hängt neben der Unbeweglichkeit auch damit zusammen, dass eine eingeschränkte Geschmeidigkeit die Blutzirkulation beeinflusst, was die Versorgung der Muskeln mit Sauerstoff und Nährstoffen behindern kann. Besonders bei intensiven und unerwarteten Bewegungen können steife Muskeln zu Zerrungen und Rissen neigen. In Verbindung mit der schlechteren Durchblutung sind dann langwierige Heilungsprozesse erforderlich. Zusätzlich kann eine mangelnde Flexibilität zum Beispiel im Rücken- oder Hüftbereich zu einer schlechten Körperhaltung führen. Das zieht oft weitere Gesundheitsprobleme nach sich, darunter chronische Schmerzen und Fehlstellungen des Skelettsystems.

Wie dehnen Sie sich richtig?

- Vor dem Dehnen sollten Sie sich aufwärmen, um die Muskeln zu lockern und die Durchblutung zu fördern.
- Dehnen Sie jeden Muskel gleichmäßig, und achten Sie darauf, beide Körperseiten zu berücksichtigen. Gehen Sie dabei langsam in die Dehnposition, und vermeiden Sie ruckartige Bewegungen, um Verletzungen zu verhindern.
- Halten Sie jede Dehnung für etwa 30 Sekunden, damit sie effektiv ist. Mit fortschreitender Erfahrung können Sie die Dehnung auch 1 bis 2 Minuten halten.
- Dehnen Sie sich regelmäßig, idealerweise täglich, um die Flexibilität zu verbessern und zu erhalten.
- Atmen Sie während des Dehnens tief und gleichmäßig, um die Entspannung und Effektivität zu fördern.
- Üben Sie keine übermäßige Kraft aus, und dehnen Sie sich nicht, bis es wehtut. Leichtes Ziehen ist in Ordnung, aber Schmerz ist ein Zeichen, dass Sie zu weit gehen.

HYDRATION

Ihre Muskeln sind wie eine blühende Pflanze. Genau wie diese Wasser braucht, um zu wachsen und zu gedeihen, benötigen auch Ihre Muskeln Flüssigkeit, um stark und gesund, geschmeidig und beweglich zu bleiben.

Wasser ist wie das Schmiermittel in einem hochleistungsfähigen Motor. Genau wie ein Motor ohne Öl überhitzt, benötigen Ihre Muskeln Wasser, um während körperlicher Aktivität eine optimale Temperatur aufrechtzuerhalten. Dieses »Kühlungssystem« ist entscheidend, um Überhitzung und damit verbundene Probleme wie Muskelkrämpfe zu vermeiden. Wenn Sie also regelmäßig unter Krämpfen leiden, ist dieses Mal eventuell nicht das fehlende Magnesium Schuld. Trinken Sie 2 große Gläser Wasser, vielleicht verschwinden die Krämpfe.

Wasser ist das Transportmittel in Ihrem Körper und funktioniert wie ein Lieferservice. Es bringt Nährstoffe und Eiweißbausteine (Aminosäuren) zu den Muskeln, wo sie für Wachstum und Reparatur verwendet werden. Gleichzeitig hilft es, Abfallprodukte, die bei der Muskelarbeit entstehen, abzutransportieren.

Darüber hinaus spielt Wasser eine zentrale Rolle bei der Energieerzeugung. Es ist an der Produktion von ATP beteiligt, der primären Energiequelle, die Ihre Muskeln für Bewegungen nutzen. Ein Wassermangel kann daher zu einem Absinken des Energielevels führen, wodurch Ihre Muskeln nicht mehr ihre volle Leistungsfähigkeit entfalten können. Ausreichend Wasser zu trinken, ist also entscheidend, um Ihre Muskeln und Ihren gesamten Körper in Bestform zu halten.

Schnelle Hilfe: Wärme oder Kälte gegen Muskelschmerzen?

»Soll ich den Muskel warm halten oder lieber kühlen?«

Diese Frage wird mir in der Praxis häufig gestellt. Der Einsatz von Wärme oder Kälte verfolgt verschiedene Ziele.

Wärme fördert die Durchblutung: Durch Wärme werden Ihre Blutgefäße geweitet. Dadurch gelangen mehr Nährstoffe sowie mehr Sauerstoff in den verletzten Bereich, und der Muskel kann sich besser regenerieren. Allerdings kann Wärme auch eine Entzündung fördern, weshalb sie bei akuten Infektionen seltener zum Einsatz kommt. Doch die Wärme wirkt sich nicht nur auf die Durchblutung aus. Sie trägt auch dazu bei, dass Ihre Muskeln und Sehnen geschmeidiger werden. Dadurch werden steife Gelenke mobiler, und Bewegung wird wieder möglich.

Gut geeignet sind Rotlichtlampen, da das warme rote Licht tief in das Gewebe eindringt und dort seine positive Wirkung entfaltet. Sie können auch eine Wärmflasche nutzen. Achten Sie aber bitte darauf, dass sie nicht zu heiß ist!

Kälte lindert Schmerzen: Die Wirkung von Kälte ist der der Wärme genau entgegengesetzt. Sie verengt Ihre Gefäße und reduziert dadurch die Durchblutung. Der verringerte Stoffwechsel wirkt sich positiv auf die Entzündung aus und blockiert die Schmerzrezeptoren. Daher wird Kälte als Erste-Hilfe-Maßnahme gegen Schmerzen eingesetzt.

So gut diese Methode funktioniert, hat sie auch einen Nachteil: Durch den Kältereiz werden Sie unempfindlicher gegen Schmerzen. So kann es passieren, dass Sie zu intensiv kühlen und sich Erfrierungen zuziehen. Achten Sie deshalb bitte darauf, Kühlpacks nicht direkt auf die Haut zu legen, sondern wickeln Sie sie in ein Handtuch oder Ähnliches.

Fazit: Bei akuten Entzündungen ist Wärme nicht der richtige Weg. Sie können maximal die umliegende Muskulatur wärmen. Kälte stellt bei entzündeten Gelenken eine gute Soforthilfe dar. Achten Sie aber stets darauf, die Kältekompresse nicht direkt auf die Haut zu legen.

Vitamine und Nährstoffe

PROTEINE

Eiweiß ist essenziell für Ihre Muskeln. Sie brauchen es sowohl für den Aufbau als auch den Erhalt der Muskeln. Und auch für Reparaturarbeiten ist es unerlässlich. Einfach ausgedrückt, dienen Proteine als Bausteine der Muskeln. Jedes Proteinmolekül besteht aus kleineren Einheiten, den Aminosäuren, die in vielfältiger Weise kombiniert werden können, um die verschiedenen Proteine des Körpers zu bilden.

Wenn Sie Ihre Muskeln stark beanspruchen, entstehen mikroskopisch kleine Schäden in den Muskelfasern. Das merken Sie dann am nächsten Tag als Muskelkater. Proteine sind unverzichtbar für den Reparaturprozess dieser Mikrorisse, bei dem die Muskeln nicht nur in Ordnung gebracht, sondern auch gestärkt und vergrößert werden. Dieser Vorgang, bekannt als »Muskelproteinsynthese«, ist der Schlüssel zum Muskelaufbau. Untersuchungen haben gezeigt, dass eine erhöhte Proteinaufnahme nach dem Training die Muskelproteinsynthese steigert, was für das Muskelwachstum und die Regeneration entscheidend ist.

Nicht alle Proteinarten sind gleich. Das Whey-Protein, das aus Milch hergestellt wird, ist besonders effektiv, weil es schnell verdaut wird. Daher sollten Sie nach muskulären Belastungen wie Sport oder Gartenarbeit eher zu diesem Präparat greifen, damit Ihr Körper schnell neue Bausteine zur Verfügung hat.

Es ist auch wichtig, wie Sie über den Tag verteilt Proteine zu sich nehmen. Essen Sie regelmäßig, statt alles auf einmal. So kann der Muskel das Eiweiß besser aufnehmen und verarbeiten.

Gute Quellen sind Eier, Magerquark, mageres Rindfleisch, Hühner- und Putenbrust, Fisch (z. B. Thunfisch, Lachs und Forelle) sowie harter Käse (z. B. Parmesan).

OMEGA-3-FETTSÄUREN

Haben Sie sich jemals gefragt, wie Sie Ihre Muskeln auf natürliche Weise stärken und gleichzeitig dem Abbau der Muskulatur entgegenwirken können? Eine Möglichkeit könnte in Omega-3-Fettsäuren liegen. Sie sind nicht nur gut für Ihr Herz und Gehirn, sondern auch für Ihre Muskeln, denn sie fördern die Muskelproteinsynthese. Das bedeutet, die Proteine, die Sie aus der Nahrung aufnehmen, werden effektiver in die Muskeln eingebaut. Studien haben gezeigt, dass die Aufnahme von EPA und DHA zu einem Anstieg der Muskelmasse und -stärke führen kann, vor allem bei älteren Personen. Das ist besonders wichtig, da mit dem Alter die Tendenz besteht, Muskelmasse zu verlieren.

Ob durch den Verzehr von fettem Fisch wie Lachs und Makrele oder durch hochwertige Nahrungsergänzungsmittel, die regelmäßige Aufnahme dieser Fettsäuren macht einen signifikanten Unterschied für Ihre Muskelgesundheit. Denken Sie daran, bei der Wahl von Nahrungsergänzungsmitteln auf Qualität und Reinheit zu achten, um die besten Ergebnisse zu erzielen.

Übungen und Aktivitäten

Muskelpower mit Krafttraining

Krafttraining ist mehr als Muskelaufbau – es ist eine Investition in Ihre Gesamtgesundheit. Inaktive Erwachsene verlieren jährlich bis zu 8 Prozent ihrer Muskelmasse, was zu einer niedrigeren Ruhestoffwechselrate führt. Im Gegenzug kommt es zu vermehrten Fettansammlungen. Krafttraining ist in der Lage, diesen Trend umzukehren: Schon 10 Wochen regelmäßiges Training können das fettfreie Körpergewicht um 1,4 Kilogramm erhöhen, den Stoffwechsel um 7 Prozent steigern und das Fettgewicht um 1,8 Kilogramm reduzieren. Weitere Vorteile sind eine verbesserte körperliche Leistung, Bewegungskontrolle, Gehgeschwindigkeit, Unabhängigkeit im Alltag, größere kognitive Fähigkeiten und ein gesteigertes Selbstwertgefühl.

Eine 2022 im »British Journal of Sports Medicine« veröffentlichte Meta-Analyse hat erstaunliche Ergebnisse geliefert: Personen, die regelmäßig Krafttraining betreiben, haben ein signifikant geringeres Risiko eines vorzeitigen Todes im Vergleich zu Nicht-Trainierenden. Schon 30 bis 60 Minuten Krafttraining pro Woche können das Sterberisiko um 10 bis 20 Prozent senken, insbesondere in Bezug auf Krankheiten wie Krebs und Herzkrankheiten. Der größte gesundheitliche Nutzen wurde beobachtet, wenn Krafttraining mit regelmäßigem moderatem bis intensivem Ausdauertraining kombiniert wurde.

Ausdauertraining – unverzichtbar für Ihre Muskeln

Ausdauertraining wird oft mit Herz-Kreislauf-Vorteilen in Verbindung gebracht, aber wussten Sie, dass es auch Ihre Muskeln erheblich stärken kann? Von verbesserter Muskelausdauer bis hin zur Steigerung der Stoffwechselgesundheit – die Vorteile sind vielfältig und weitreichend.

Das Ziel, die muskuläre Ausdauer zu verbessern, können Sie erreichen, indem Sie vor allem die langsam zuckenden Fasern (Typ-I-Fasern) in Ihren Muskeln stärken. Das führt zu einer erhöhten Leistungsfähigkeit bei Ausdaueraktivitäten wie Laufen, Radfahren oder Schwimmen. Durch Ausdauertraining lernen Ihre Muskeln, Sauerstoff effizienter zu nutzen, wodurch Sie länger aktiv bleiben können, ohne schnell zu ermüden. Außerdem fördert es die Bildung neuer Blutgefäße in den Muskeln, wodurch die Durchblutung und damit die Versorgung mit Sauerstoff und Nährstoffen verbessert wird. Das ist entscheidend für die Gesundheit und Regeneration Ihrer Muskeln.

Des Weiteren hat Ausdauertraining einen positiven Effekt auf Ihren Stoffwechsel, indem es die Insulinsensitivität Ihrer Muskeln verbessert. Das unterstützt einen effizienteren Fett- und Kohlenhydratstoffwechsel und kann das Risiko für Stoffwechselerkrankungen verringern.

Schließlich trägt regelmäßiges Ausdauertraining zur Prävention von muskuloskelettalen Verletzungen bei, indem es Ihre Muskeln stärker und flexibler macht, wodurch das Risiko für Zerrungen, Risse und andere Probleme reduziert wird.

DIE HAUT

MEHR ALS EINE HÜLLE

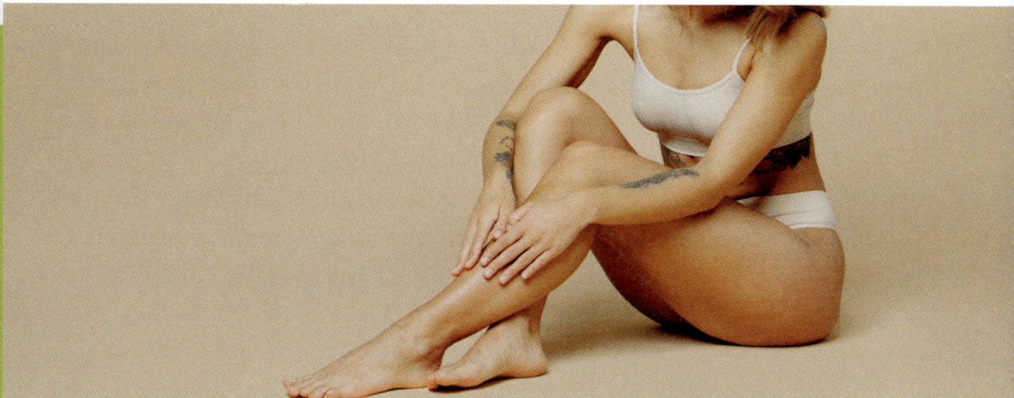

Wenn Sie überlegen, welcher Teil Ihres Körpers am größten ist, denken Sie vermutlich erst einmal an große Knochen wie den im Oberschenkel, oder den breiten Rückenmuskel. Ihr größtes Organ ist jedoch die Haut. Je nach Körpergröße und Leibesfülle kann sie 1,5 bis 2 Quadratmeter groß werden. Als Faustformel gilt, dass die Haut zwischen 15 und 20 Prozent des Gesamtkörpergewichts ausmacht. Es gibt hier extreme Ausnahmen wie den Amerikaner Robert Wadlow. Er gilt bis heute als größter Mensch der Welt. Der am 22. Februar 1918 geborene Wadlow erreichte die unglaubliche Körpergröße von 2,72 Meter bei einem Gewicht von fast 200 Kilogramm. Bei dieser außergewöhnlichen Körpergröße hatte seine Haut eine Oberfläche von nahezu 4 Quadratmetern – doppelt so viel wie bei einem durchschnittlichen Erwachsenen. Außerdem wird geschätzt, dass allein seine Haut mehr als 30 Kilogramm wog. Diese Werte zeigen, wie außergewöhnlich die Haut sich an extreme körperliche Verhältnisse anpassen kann.

WISSENSWERTES ÜBER DIE HAUT

Wie dick unsere Haut ist, variiert je nach Körperregion. An den Füßen, besonders an den Fußsohlen, ist die Haut am stärksten. Hier kann sie bis zu 4 Millimeter dick werden. Wer jemals durch den heißen Sand am Strand oder über einen steinigen Untergrund gelaufen ist, kennt das unangenehme Gefühl an den Füßen. Häufiges Barfußgehen sorgt für eine stabile Fußsohle. Auch an anderen Stellen passt sich die Hautdicke an die Bedürfnisse und Beanspruchungen des Körpers an. Zum Beispiel kann sich die Haut an den Händen durch regelmäßige schwere Arbeit verdicken. Aus diesem Grund wurde uns im Osteopathie-Studium nahegelegt, auf handwerkliche Hobbys zu verzichten.

Die dünnste Stelle der Haut liegt mit nur etwa 0,5 Millimetern an den Augenlidern. Diese geringe Dicke ist notwendig, um Flexibilität und Beweglichkeit zu ermöglichen.

Zudem gibt es Unterschiede zwischen den Geschlechtern: Männer haben tendenziell eine etwas dickere Haut als Frauen. Das ist teilweise auf hormonelle Unterschiede zurückzuführen, insbesondere auf das Hormon Testosteron. Dieses fördert die Produktion von Kollagen, einem Protein, das für die Stärke und Elastizität der Haut verantwortlich ist. Mehr Kollagen führt zu einer festeren und dickeren Hautstruktur.

3 Schichten für einen stabilen Schutzwall

Die Haut besteht aus 3 Schichten, die perfekt aufeinander aufgebaut sind: die Oberhaut, die Lederhaut und die Unterhaut.

Wenn wir über unsere Haut sprechen, denken wir oft an die sichtbare Oberfläche, die wir berühren und pflegen können. Diese **Oberhaut,** bekannt als »Epidermis«, hat jedoch viel größere Aufgaben, als nur gut auszusehen. Als Ummantelung des Körpers ist sie dessen erste Verteidigungslinie gegen äußere Einflüsse.

Stellen Sie sich einen typischen Tag am Strand vor. Die warmen Sonnenstrahlen, das Rauschen der Wellen und der weiche Sand unter Ihren Füßen bieten die perfekte Kulisse für Entspannung. Doch während Sie die Sonne genießen, arbeitet Ihre Haut im Hintergrund unaufhörlich, um Sie zu schützen und Ihre Gesundheit zu bewahren.

Zunächst ist da die unmittelbare Bedrohung durch die UV-Strahlen der Sonne. Obwohl lebensnotwendig, können sie auch schädlich sein. Insbesondere die Melanozyten, die Melanin produzieren, sind für den UV-Schutz entscheidend. Melanin ist ein natürliches Pigment, das die UV-Strahlen absorbieren kann. Das bewahrt die tiefer liegenden Hautschichten vor DNA-Schäden. Ihr Körper reagiert auf längere Sonneneinstrahlung, indem er die Melanin-Produktion steigert. Das Resultat ist die allseits begehrte Bräunung der Haut. Unabhängig vom ästhetischen Wert ist sie ein Zeichen für die Aktivierung des Schutzmechanismus Ihrer Haut.

Dieser Schutz hat allerdings auch einen Nachteil. Bei Menschen mit dunkler Hautfarbe, die mehr Melanin produzieren, wird ein größerer Anteil der UV-B-Strahlung absorbiert, bevor diese die tieferen Hautschichten erreichen kann. Dort findet die Vitamin-D-Synthese statt. Das bedeutet, dass dunkelhäutige Menschen tendenziell längerer Sonnenexposition bedürfen, um die gleiche Menge an Vitamin D zu produzieren wie hellhäutige Menschen.

Nehmen wir als Beispiel einen meiner Patienten. Er ist ein 25-jähriger Mann, der ursprünglich aus Nigeria stammt und zum Studieren nach Hamburg kam. In Nigeria war er regelmäßig starker Sonneneinstrahlung ausgesetzt, die seiner Haut half, ausreichend Vitamin D zu produzieren. Seine dunkle Haut war durch das Melanin gut vor der UV-Strahlung geschützt. Nach seinem Umzug nach Hamburg bemerkte er einige gesundheitliche Veränderungen, insbesondere während der langen, dunklen Wintermonate. Er fühlte sich oft müde und erschöpft und litt gelegentlich an Muskelschmerzen. Bei einer routinemäßigen medizinischen Untersuchung stellte sein Arzt fest, dass er einen Vitamin-D-Mangel hatte.

Doch wie kam es dazu? Die dunklere Haut enthält mehr Melanin, das zwar einen natürlichen Sonnenschutz bietet, aber auch die Effizienz der Vitamin-D-Produktion herabsetzt. In der Heimat meines Patienten war das kein Problem, da die Sonneneinstrahlung dort stark genug ist. Hamburg ist aber nicht für seine zahlreichen Sonnentage bekannt. Zusätzlich verbrachte er durch sein Studium viel Zeit in geschlossenen Räumen. Und wenn er draußen war, dann meist mit einer Jacke. Da seine Haut nun viel weniger Sonne abbekam und auch sein dichtes Haar als Lichtbarriere diente, konnte sein Körper irgendwann nicht mehr genug Vitamin-D produzieren.

Die mittlere Hautschicht ist die **Lederhaut,** auch »Dermis« genannt. Sie ist so etwas wie das Kraftwerk der Haut, denn sie erfüllt viele wichtige Aufgaben, die die Haut stark, gesund und funktionsfähig halten.

Stellen Sie sich die Dermis wie ein dickes, widerstandsfähiges Netz vor. Sie besteht hauptsächlich aus 2 Dingen: Kollagen und Elastin. Kollagen gibt der Haut ihre Festigkeit und Stärke. Es ist wie das Gerüst eines Hauses, das alles zusammenhält. Elastin, wie der Name schon sagt, macht die Haut elastisch und dehnbar. Dadurch kann sie immer wieder in die ursprüngliche Form zurückzukehren. Wir können Lächeln, unsere Stirn runzeln und andere Bewegungen machen, ohne die Haut zu beschädigen. Mit zunehmendem Alter verringert sich die Produktion von Elastin, was zu verschiedenen altersbedingten Veränderungen führt. Eine der sichtbarsten sind Falten. Die Haut kann aber auch insgesamt schlaffer werden, besonders in Bereichen wie dem Gesicht, dem Hals und den Armen. Darum bekommen Oma und Opa einen »Winkearm«.

In der Dermis befinden sich Blutgefäße, die die Haut mit Nährstoffen und Sauerstoff versorgen. Außerdem hat sie kleine Drüsen, die Schweiß und Öl produzieren. Der Schweiß hilft uns, unsere Körpertemperatur zu regulieren. Selbst wenn es nicht übermäßig warm ist, verlieren wir täglich etwa einen halben Liter Flüssigkeit über die Haut. Bei körperlicher Aktivität oder hohen Temperaturen kann dieser Flüssigkeitsverlust deutlich ansteigen. Der Hauptbestandteil von Schweiß ist Wasser, er beinhaltet jedoch auch Elektrolyte. Deswegen sollten Sportler bei längerer Aktivität ein elektrolythaltiges Getränk zu sich nehmen. Neben fertig gemixten Sportgetränken können Sie auch aus Wasser, einer Prise Salz (für das Natrium) und einem natürlichen Süßstoff wie Fruchtsaft eine günstige und natürliche Alternative herstellen. Auch Kokoswasser enthält Elektrolyte wie Kalium und Magnesium und kann eine gute Option sein. Es ist jedoch arm an Natrium, das bei intensiverem Training wichtig ist.

Übrigens: Gut trainierte Ausdauersportler schwitzen effektiver als Nicht-Sportler. Sie verlieren zwar auch Wasser, aber nicht so viele Elektrolyte.

Die **Unterhaut,** auch »Subkutis« genannt, besteht hauptsächlich aus Bindegewebe und Fettzellen, die uns als Energiespeicher dienen. Überdies hält die Unterhaut uns im Winter warm und absorbiert Stöße, Druck und Vibrationen.

Ein vibrierendes Handy in der Hosentasche können wir dank der sogenannten Vater-Pacini-Körperchen unmittelbar spüren. Diese kleinen Sensoren liegen in der Nähe von Gelenken und Muskeln und reagieren auf Veränderungen, zum Beispiel, wenn etwas gegen die Haut drückt oder direkt durch eine Vibration bewegt wird. Dann senden sie Signale an unser Gehirn, das sie als Vibration oder Druck interpretiert. Diese Fähigkeit ist wichtig für viele alltägliche Aktivitäten wie das Benutzen von Werkzeugen oder das Autofahren.

Die Entdeckung dieser Körperchen Mitte des 19. Jahrhunderts wird dem italienischen Anatomen Filippo Pacini zugeschrieben. Sie wurden zuerst »Vater-Pacini-Körperchen« genannt, um sowohl den deutschen Anatomen Abraham Vater, der ähnliche Strukturen beschrieb, als auch Pacini zu ehren. Heute werden sie aber meist nur noch als »Pacini-Körperchen« bezeichnet.

Willkommen in Mikrocity

Stellen Sie sich vor, auf jedem Quadratzentimeter Ihrer Haut wohnt eine ganze Stadt. Etwa 100000 Mikroorganismen, das sind so viel, wie Kaiserslautern Einwohner hat, befinden sich auf einer daumennagelgroßen Fläche Ihrer Haut. Klingt nach Science-Fiction? Ist es aber nicht! Tatsächlich ist Ihre Haut Heimat für eine unglaubliche Vielfalt von mikroskopisch kleinen Bewohnern. Die meisten sind nicht nur harmlos, sondern sogar nützlich für Sie. Sie helfen, die Haut gesund zu halten, unterstützen das Immunsystem und schützen vor unerwünschten Eindringlingen. Die guten Bakterien auf Ihrer Haut sind wie die Polizei der Mikrocity. Sie halten die Ordnung aufrecht, schützen vor Angriffen und sorgen dafür, dass die schädlichen Bakterien nicht überhandnehmen.

Ein ausgeglichenes Hautmikrobiom ist also wie eine gut verwaltete Stadt: Überschüssiges Hautöl (Sebum) und tote Hautzellen werden effizient entsorgt, und nützliche Mikroben halten schädliche in Schach. Ein Ungleichgewicht – sei es durch übermäßiges Waschen oder durch Umwelteinflüsse – kann zu Problemen wie Akne, Ekzemen oder Überempfindlichkeit führen.

Von Ziegelsteinen und rohen Eiern

Ich erinnere mich noch gut an die Zeiten während meiner osteopathischen Ausbildung, als ich hoch konzentriert in einem Anatomiebuch blätterte. Meine Finger glitten über das Papier, suchend – und immer öfter findend. In diesen Momenten suchte ich allerdings keine besondere Textpassage oder anatomische Abbildung. Ich war einem Haar auf der Spur. Dieses Haar verbarg sich einige Seiten weiter in meinem Buch. Meine Aufgabe war es, das Haar unter dem Papier zu ertasten.

Diese bei Osteopathie-Lehrern und -Lehrerinnen beliebte Aufgabe verfolgt den Zweck, die Sensibilität der Fingerspitzen zu trainieren. Nur so ist es dem Osteopathen möglich, tief liegende Strukturen durch die Haut und Muskulatur sicher zu ertasten. Sie können es einmal ausprobieren. Legen Sie dazu einfach ein Haar in ein Buch, und blättern Sie anschließend eine Seite darüber.

Bedanken können wir uns für diese Tastsensibilität bei winzig kleinen Rezeptoren in unserer Lederhaut – den Meissner-Körperchen. Sie befinden sich in den sogenannten Hautleisten, das sind die kleinen Erhebungen und Muster, die wir als Fingerabdrücke kennen. Diese

Strukturen sind besonders in Bereichen konzentriert, die für das Tastgefühl wichtig sind, wie Fingerspitzen, Lippen und Handflächen.

Die Hauptaufgabe der Meissner-Körperchen ist die Wahrnehmung von leichten Berührungen und feinen Texturen. Wenn Sie zum Beispiel mit Ihren Fingern über eine Stoffoberfläche streichen – oder Haare in Büchern suchen –, sind es die Meissner-Körperchen, die diese Unebenheiten erfassen und an Ihr Gehirn weiterleiten. Sie helfen Ihnen, feine Details durch Berührung zu erkennen, und sind entscheidend für Aufgaben, die Geschicklichkeit und präzise Handbewegungen erfordern. So halten Sie ein rohes Ei vorsichtiger als einen Ziegelstein.

Neben den Körperchen gibt es eine weitere Rezeptorengruppe in der mittleren Hautschicht: die freien Nervenenden. Wenn Sie sich jemals gefragt haben, warum Sie bereits aus einiger Entfernung die Wärme einer Herdplatte spüren, dann haben Sie hier die Antwort.

Die Nervenenden reagieren besonders empfindlich auf hohe Temperaturen. Wenn Sie Tee zubereiten und testen möchten, ob er schon trinkbar ist, hilft es, die Hand kurz über die Tasse zu halten. Es sind die Nervenenden, die diese Wärme erkennen und an Ihr Gehirn melden. Ohne ihre Hilfe würden Sie sich viel öfter verbrennen.

Wenn Sie wirklich einmal versehentlich auf eine heiße Herdplatte fassen, besteht akuter Handlungsbedarf. Jetzt kommt es auf jede Millisekunde an. Aus diesem Grund wird die Information »Vorsicht, heiße Herdplatte« von der Haut nicht ganz bis zum Gehirn geleitet, sondern direkt in Ihrem Rückenmark verarbeitet, sodass Sie die Hand reflexartig wegziehen. Dieser sogenannte Rückzugsreflex wird bei großer Hitze und Schmerz aktiv und bewahrt Sie vor schwerwiegenden Verletzungen.

Gänsehaut – Wenn die Haut eine Reise in die Vergangenheit unternimmt

Haben Sie sich jemals gefragt, warum Ihre Haut plötzlich wie ein stacheliger Igel aussieht, wenn Sie frieren oder eine besonders emotionale Szene in einem Film sehen? Diese Reaktion, bekannt als »Gänsehaut«, ist ein Überbleibsel unserer Vorfahren. Gänsehaut entsteht, wenn sich die kleinen Muskeln an der Basis der Haarfollikel zusammenziehen. Jeder dieser mikroskopisch kleinen Muskeln, die als »Musculus arrector pili« bekannt sind, zieht sich zusammen und bewirkt, dass das Haar sich aufrichtet. Das Ergebnis? Eine landschaftliche Veränderung auf unserer Haut.

Für unsere haarigen Vorfahren hatte diese Reaktion einen praktischen Nutzen. Wenn sie froren, richtete sich ihr Fell auf, um eine isolierende Luftschicht zu schaffen, die warm hält. Und wenn sie Angst hatten oder drohen mussten, machte sie ihr aufgerichtetes Fell größer und beeindruckender. Für uns moderne, relativ haarlose Menschen hat die Gänsehaut ihren praktischen Nutzen weitgehend verloren. Zwar erzeugt das Aufrichten der Körperhaare auch bei uns eine minimale Wärmeschicht. Im Winter werden Sie aber trotzdem nicht um einen warmen Pullover herumkommen.

Aber nicht nur Kälte, auch starke Emotionen wie ein ergreifendes Musikstück, ein berührendes Gedicht oder ein emotionaler Film können Gänsehaut auslösen. Fast scheint es, als würden unsere Emotionen versuchen, mit der Außenwelt durch unsere Haut zu kommunizieren.

Juckreiz

Stellen Sie sich vor, Sie sitzen in Ihrem Wohnzimmer auf einem gemütlichen Teppich. Ihre Augen sind geschlossen und Ihre Beine gekreuzt. Sie atmen tief und gleichmäßig ein und aus. Alles um Sie herum ist still, und Ihre Gedanken beginnen, zu schweifen. Sie sind in einem Zustand tiefster Entspannung. Doch dann passiert es – ein plötzliches, unerbittliches Jucken an der Nase. Es ist wie ein ungebetener Gast, der die Stille Ihrer Meditation unterbricht und beachtet werden will.

Obwohl Juckreiz oft als Reaktion auf einen äußeren Reiz wie einen Insektenstich oder eine allergische Reaktion auftritt, gibt es Fälle, in denen die Ursache weniger offensichtlich ist. Wenn Sie zum Beispiel meditieren, sind die äußeren Reize um Sie herum minimiert. Daher kann das plötzliche Jucken an der Nase auf Ihre erhöhte Sensibilität und Selbstwahrnehmung zu diesem Zeitpunkt zurückzuführen sein. In einem Zustand tiefer Entspannung und Konzentration können kleinste Empfindungen, die Sie normalerweise gar nicht bemerken, in den Vordergrund rücken.

Juckreiz wird nicht durch eine einzelne »Juckzentrale« im Gehirn gesteuert, sondern ist das Ergebnis komplexer Interaktionen innerhalb des Nervensystems. Er ist eine Form der Kommunikation des Körpers, die sowohl durch physische als auch durch psychische Faktoren beeinflusst werden kann. Sogar das Lesen über Juckreiz kann Sie dazu bringen, sich wie wild zu kratzen.

Manchmal wandelt sich das gelegentliche Kribbeln zu einer anhaltenden, qualvollen Empfindung, die weit über normale Hautreizungen hinausgeht. Das kann in Verbindung mit verschiedenen Erkrankungen auftreten, von Hauterkrankungen über systemische Störungen bis hin zu neurologischen Ursachen. Die ständige Suche nach Linderung durch Kratzen kann sowohl körperlich als auch emotional belastend sein und die Lebensqualität stark beeinträchtigen.

»Am schlimmsten war es, wenn nachts wieder mein Fuß anfing zu jucken«, so berichtete mir ein Patient von seinem Leiden, nachdem ihm einige Monate zuvor das linke Bein unterhalb des Knies amputiert werden musste.

Die Erforschung des Phantomkribbelns wirft wichtige Fragen über die Funktionsweise des Nervensystems auf. Es zeigt, wie flexibel und doch verwirrbar das Gehirn in der Interpretation sensorischer Informationen sein kann. Man geht mittlerweile davon aus, dass dieses Jucken durch die Art und Weise entsteht, wie das Gehirn die Verluste von Körperteilen interpretiert. Die neuronale Karte dieses Bereichs bleibt im Gehirn bestehen. Es empfängt jedoch keine sensorischen Rückmeldungen mehr von dort. Diese Diskrepanz kann dazu führen, dass das Gehirn falsche Signale sendet, was sich als Empfindung eines Kribbelns manifestiert.

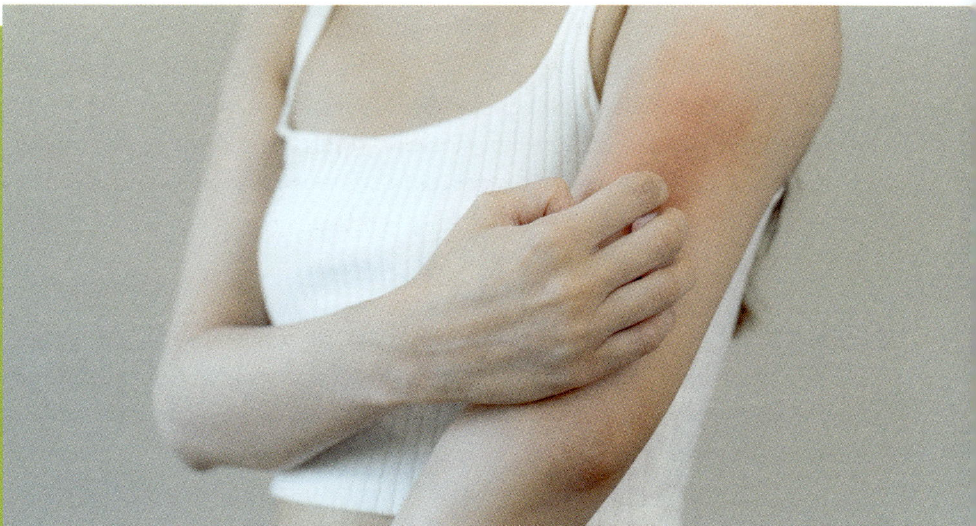

FÜR DIE GESUNDHEIT DER HAUT

Das Problem mit antibakterieller Seife

Wenn Sie zu antibakterieller Seife greifen, fühlen Sie sich vielleicht sicherer in dem Glauben, Ihre Hände von allen schädlichen Keimen zu befreien. Doch dieses Gefühl könnte trügerisch sein. Antibakterielle Seifen enthalten oft chemische Wirkstoffe wie Triclosan oder Triclocarban. Diese Stoffe sind effektiv darin, Bakterien abzutöten, indem sie bestimmte Schlüsselelemente der bakteriellen Zellfunktionen angreifen. Während das nach einer hervorragenden Eigenschaft für ein Reinigungsmittel klingt, liegt darin das eigentliche Problem: Diese Chemikalien machen keinen Unterschied zwischen guten und schlechten Bakterien – sie töten einfach alles ab.

Die Hautflora, also die Gesamtheit der Mikroorganismen auf der Haut, hilft, die Hautbarriere zu stärken und schädliche Pathogene in Schach zu halten. Durch den Gebrauch von antibakterieller Seife wird diese natürliche Barriere gestört. Triclosan, eines der am häufigsten verwendeten Bakterizide in Seifen, steht zunehmend in der Kritik. Aufgrund seiner potenziellen Auswirkungen auf die menschliche Gesundheit und die Umwelt wird seine Verwendung in vielen Ländern teilweise eingeschränkt.

Wenn die Sonne Sorgen macht

Entspannt am Strand in der Sonne liegen: Was für viele Menschen ein Synonym für Erholung und Urlaub ist, birgt leider ernsthafte Risiken, die oft unterschätzt werden. Der Begriff »gesunde Bräune« ist irreführend, da jede Veränderung der Hautfarbe eine Reaktion auf schädliche UV-Strahlen ist.

UV-A-Strahlung dringt tief in Ihre Haut ein und kann langfristige Schäden verursachen, indem sie das Immunsystem Ihrer Haut schwächt und ihre natürliche Tumorabwehr beeinträchtigt. Das erhöht das Risiko von Hautkrebs signifikant. Besonders bedenklich ist, dass die UV-A-Strahlung in Solarien oft noch stärker ist als die der natürlichen Sonnenstrahlung.

Die kurzwelligen **UV-B-Strahlen** hingegen verursachen direkte Schäden an der Hautoberfläche wie den Sonnenbrand. Sie setzen gefährliche überaktive Sauerstoffverbindungen frei, die sogenannten freien Radikale. Diese aggressiven Moleküle können sich an Ihr Erbgut binden und so ebenfalls zur Entstehung von Hautkrebs beitragen.

Bis vor einigen Jahrzehnten gab es kaum ein Bewusstsein für die Gefahren der UV-Strahlung. Die Folgen dieser Unwissenheit zeigen sich oft erst nach 20 Jahren – heute leiden mehr Menschen in Deutschland an Hautkrebs als je zuvor.

Daher: Bitte achten Sie auf ausreichenden Sonnenschutz. Wenn Sie einen hellen Hauttyp haben, sparen Sie nicht an Sonnencreme. Um einen ausreichenden Schutz zu gewährleisten, müssen Sie etwa 2 Schnapsgläser Sonnencreme (40 ml) auf Ihrem Körper verteilen. Sobald Sie ein Bad in den kühlen Fluten nehmen, heißt es anschließend: nachcremen. Denn auch eine als »wasserfest« deklarierte Sonnencreme verliert im Wasser über die Hälfte ihrer Schutzkraft.

Tomatenmark ist besser als jede Hautcreme

Sie möchten etwas für Ihre Hautpflege tun? In der Küche werden Sie fündig: Tomatenmark ist ein wahrer Jungbrunnen für Ihre Haut. Doch bitte gehen Sie jetzt nicht los und reiben sich mit Tomatenmark ein. Die Wirkung entfaltet sich von innen. Tomatenmark ist reich an Lycopin. Dabei handelt es sich um ein hochwirksames Antioxidans, das Ihre Hautzellen vor Schäden schützt und die Hautalterung verlangsamt. Das wissen auch die Pflanzen und trotzen mit Lycopin der aggressiven Mittagssonne.

Essen Sie täglich 1 Esslöffel Tomatenmark, vermischt mit etwas Olivenöl. Ihre Haut wird es Ihnen danken.

Hydration

Ausreichende Flüssigkeitszufuhr ist notwendig, um Ihre Haut hydratisiert zu halten. Dehydration kann die Haut trocken und fahl erscheinen lassen.

Trinken Sie daher genug Wasser oder ungesüßte Tees, und essen Sie wasserreiche Lebensmittel wie Gurke und Wassermelone.

Vitamine und Nährstoffe

Als größtes Organ des menschlichen Körpers benötigt die Haut eine Vielzahl von Vitaminen und Nährstoffen, um gesund, strahlend und widerstandsfähig zu bleiben. Diese unterstützen unter anderem die

Zellregeneration, den Schutz vor Schäden durch freie Radikale und die Aufrechterhaltung einer starken Hautbarriere.

VITAMIN A (RETINOL)

Vitamin A brauchen Sie zur Zellerneuerung. Es fördert eine glatte und elastische Haut. Zudem reguliert Vitamin A die Talgproduktion und hilft daher bei der Behandlung von Akne und anderen Hauterkrankungen wie Schuppenflechte (Psoriasis). Retinoide, eine Form von Vitamin A, werden häufig in Hautpflegeprodukten zur Behandlung von Falten und Hautschäden eingesetzt.

Gute Quellen sind Karotte, Süßkartoffel, Spinat, Eigelb und Leber.

B-VITAMINE (B3, B5 UND B7)

Vitamin B3 (Niacinamid) reduziert Rötungen, stärkt die Hautbarriere und reguliert die Talgproduktion.
Vitamin B5 (Pantothensäure) unterstützt die Hautheilung und spendet Feuchtigkeit.
Vitamin B7 (Biotin) fördert gesunde Haut, Haare und Nägel.

Gute Quellen sind Vollkornprodukte, Nüsse, Avocado, Ei und Hülsenfrüchte.

VITAMIN C

Vitamin C ist ein starkes Antioxidans, das freie Radikale neutralisiert, die durch UV-Strahlung und Umweltverschmutzung entstehen. Es ist auch entscheidend für die Produktion von Kollagen, das der Haut Festigkeit verleiht.

Gute Quellen sind Orange, Paprika, Erdbeere, Kiwi und Brokkoli.

VITAMIN D

Vitamin D fördert die Hautgesundheit, indem es das Wachstum und die Teilung von Zellen unterstützt und entzündungshemmend wirkt. Es spielt auch eine Rolle bei der Bekämpfung von Hautkrankheiten wie Ekzemen und Schuppenflechte. Ein Mangel an Vitamin D kann mit trockener Haut und entzündlichen Hauterkrankungen einhergehen.

Gute Quellen sind das Sonnenlicht (Hauptquelle), fetter Fisch (z. B. Lachs, Makrele), Ei und angereicherte Lebensmittel.

VITAMIN E

Vitamin E schützt die Haut vor oxidativem Stress und UV-Schäden. Es unterstützt die Hautregeneration und kann entzündungshemmend wirken. Häufig ist es in Kombination mit Vitamin C Hautpflegeprodukten zugesetzt, um die Wirksamkeit zu erhöhen.

Gute Quellen sind Nüsse, Samen, Avocado und pflanzliche Öle (z. B. Weizenkeimöl, Sonnenblumenöl).

ZINK

Zink hat entzündungshemmende Eigenschaften und hilft bei der Heilung von Wunden und Hautirritationen. Es reguliert die Talgproduktion und ist besonders wichtig bei der Behandlung von Akne.

Gute Quellen sind Kürbiskerne, Nüsse, Fleisch und Meeresfrüchte (z. B. Austern).

OMEGA-3-FETTSÄUREN

Diese gesunden Fette wirken entzündungshemmend und stärken die Hautbarriere, wodurch Feuchtigkeit eingeschlossen und Trockenheit reduziert wird.

Gute Quellen sind Lachs, Makrele, Chiasamen, Walnüsse und Leinsamen.

SELEN

Selen schützt die Haut vor Schäden durch freie Radikale und UV-Strahlung. Es unterstützt die Elastizität der Haut und fördert die Zellerneuerung.

Gute Quellen sind Paranüsse, Fisch, Fleisch und Ei.

ANTIOXIDANTIEN

Antioxidantien, zum Beispiel Polyphenole und Beta-Carotin, schützen die Haut vor oxidativem Stress, der durch UV-Strahlung und Umweltverschmutzung verursacht wird. Beta-Carotin (eine Vorstufe von Vitamin A) sorgt zudem für einen gesunden Teint.

Gute Quellen sind Karotte, Süßkartoffel, grüner Tee und dunkle Schokolade.

KUPFER

Kupfer ist notwendig für die Bildung von Elastin und Kollagen, die der Haut ihre Festigkeit und Elastizität verleihen.

Gute Quellen sind Schalentiere, Nüsse, Vollkornprodukte und Samen.

Übungen und Aktivitäten

Bewegung lässt Ihre Haut erstrahlen

Körperliche Aktivität kann als die wirksamste Maßnahme betrachtet werden, um Ihre Haut von innen heraus zu unterstützen. Wenn Sie sich regelmäßig bewegen, fördern Sie nicht nur Ihre allgemeine Fitness, sondern auch die Hautgesundheit auf mehreren Ebenen.

Bei ausgiebiger Bewegung beginnt Ihr Körper, zu schwitzen, was wie eine natürliche Reinigung wirkt. Über die Schweißdrüsen werden Giftstoffe und überschüssige Stoffwechselprodukte ausgeschieden. Gleichzeitig wird der Lymphfluss angeregt, wodurch sich überschüssige Flüssigkeiten und Abfallstoffe schneller abbauen.

Studien haben gezeigt, dass Bewegung den Alterungsprozess der Haut verlangsamen kann. In einer Untersuchung der McMaster University in Kanada wurde festgestellt, dass regelmäßiger Sport die Struktur der Haut positiv beeinflusst, indem er die Bildung von Kollagen fördert. Bei älteren Personen, die regelmäßig trainierten, konnte sogar beobachtet werden, dass die Haut jünger und widerstandsfähiger aussah – ein Effekt, der auf zelluläre Veränderungen durch körperliche Aktivität zurückzuführen ist.

STEP BY STEP

KLEINE VERÄNDERUNGEN MACHEN DEN UNTERSCHIED

Am Ende unserer gemeinsamen Reise durch den Körper möchte ich Ihnen einen letzten Rat mit auf den Weg geben: Ein langes und erfülltes Leben erwartet diejenigen, die es behutsam und achtsam angehen.

In diesem Buch habe ich die aus meiner Sicht wichtigsten Tipps aufgeschrieben, die dem jeweiligen Organ oder der jeweiligen Struktur helfen, gesund zu bleiben. Es könnte überwältigend sein, alles auf einmal umzusetzen. Vielleicht kennen Sie das von den guten Vorsätzen, die Sie zum neuen Jahr haben.

Es geht auch gar nicht darum, dass Sie sofort Ihr ganzes Leben umkrempeln. Vielleicht kennen Sie den ein oder anderen Tipp bereits. Meinen Patientinnen und Patienten empfehle ich daher, dass sie sich auf einige wesentliche Dinge konzentrieren. Mit Sicherheit ist Ihnen aufgefallen, dass es Tipps gibt, die sich in nahezu jedem Kapitel wiederholen. Dabei handelt es sich um die Basics.

GESUNDES ESSEN

Gesunde Ernährung kann ganz einfach sein. Deswegen möchte ich Ihnen hier kurz und knapp meine Gedanken dazu mitgeben:

Weniger ist mehr

Nahrung ist heute fast überall verfügbar. Wenn es nicht der gut gefüllte Kühlschrank ist, finden Sie den nächsten Supermarkt oder eine Bäckerei meist um die Ecke. Das war bei Weitem nicht immer so. Es geht nicht um unsere steinzeitlichen Vorfahren, die täglich 10 Kilometer zu Fuß gegangen sind, um Nahrung zu sammeln. Auch noch Ihre Großeltern werden Ihnen davon berichten können, wie es sich anfühlt, mit leerem Magen schlafen zu gehen.

Für Ihr Verdauungssystem ist eine permanente Nahrungszufuhr Schwerstarbeit. Das Essen muss zerkleinert werden, und Ihr Immunsystem bekommt es mit den Fremdkörpern zu tun, die Sie mit den Lebensmitteln aufnehmen.

Ein Entlastungstag hilft, dem Verdauungssystem eine Pause zu verschaffen. Ich empfehle meinen Patienten und Patientinnen einen Hafertag pro Woche. Dieser ist ganz einfach in der Vorbereitung, denn Sie brauchen nur 3 Portionen Haferflocken zu jeweils 75 Gramm. Gießen Sie jede Portion mit 300 Milliliter warmem oder kaltem Wasser auf, und lassen Sie sie etwa 30 Minuten quellen. Wahlweise können Sie das Gericht mit Beeren, Gemüse oder Nüssen verfeinern. Nur auf Milchprodukte und Zucker sollten Sie verzichten.

Seien Sie nicht überrascht, wenn sich dank eines regelmäßigen Hafertages innerhalb kürzester Zeit eine deutliche Verbesserung Ihrer Gesundheit einstellt. Ich habe Rückmeldungen erhalten, dass sich nach einem Monat der Blutdruck so sehr verbessert hatte, dass Medikamente abgesetzt werden konnten. Eine Patientin berichtete, dass sie nach einer dreitägigen Haferkur keine Menstruationsschmerzen mehr bekam. Diese hatten sie seit der frühen Jugend jeden Monat gequält.

Das beste Lebensmittel hat nur eine Zutat

Was meine ich damit? Ein Apfel hat eine Zutat: Apfel. Essen Sie möglichst frisch und unverarbeitet. Sollten Sie verarbeitete Lebensmittel nutzen, achten Sie darauf, dass diese nicht mehr als 5 Inhaltsstoffe haben.

Die 80/20-Regel

Bei all den Ernährungsregeln, die man findet, ist ein Punkt aus meiner Sicht besonders wichtig: Bleiben Sie locker! Wenn 80 Prozent Ihrer Kost ganz okay sind, dürfen 20 Prozent die Seele nähren. Oder anders ausgedrückt: Sie haben die ganze Woche gesund gegessen? Prima, dann genießen Sie die Bratwurst beim Grillfest der Nachbarn.

Trinken, trinken, trinken!

Sie können es mit Sicherheit nicht mehr hören. Deswegen kurz und knapp: Trinken Sie 2 bis 3 Liter Wasser am Tag.

AUSREICHEND BEWEGUNG

Wie man es auch dreht und wendet, die gesundheitlichen Vorteile von regelmäßiger (täglicher) Bewegung lassen sich nicht leugnen. Meine Patienten und Patientinnen können ein Lied davon singen, dass ich Sie ständig daran erinnere, wie wichtig körperliche Aktivität ist. Und meist gehen sie auch direkt mit einem Trainingsplan nach Hause.

Nun kann körperliche Aktivität alles beinhalten. Da ich Ihre gesundheitliche Situation nicht kenne, fällt es schwer, pauschale Empfehlungen zu geben. Sofern Sie aber nicht an einer Querschnittslähmung oder einer anderen Art von Erkrankung leiden, aufgrund derer Sie sich nicht bewegen können, gibt es ein paar Basics. Und ansonsten gibt es selbstverständlich auch Möglichkeiten. Diese würden dann aber individuell erarbeitet werden.

Gehen Sie spazieren: Gehen ist eine der besten Sportarten, denn jeder und jede kann sie ausüben. Im Zweifel auch, indem man einen Rollator schiebt. Fällt Ihnen Gehen leicht? Super. Dann bewegen Sie sich schneller, oder spazieren Sie einen Berg hinauf.

Fordern Sie Ihre Muskeln: Wenn Sie gerade auf der Couch sitzen, stehen Sie bitte einmal auf! Jetzt haben Sie schon eine halbe Kniebeuge absolviert. Wenn Sie das mehrfach am Tag für 10 Wiederholungen machen, haben Sie bereits 50 Prozent Ihrer Muskulatur trainiert.

STRESS VERMEIDEN

Stress ist ein natürlicher Bestandteil Ihres Lebens und an sich nicht schlecht – er hilft Ihnen, Herausforderungen zu bewältigen und in bestimmten Situationen leistungsfähig zu bleiben. Problematisch wird es jedoch, wenn der Stress chronisch wird und kein ausreichender Ausgleich stattfindet. Dauerhafter Stress belastet Ihren Körper auf vielfältige Weise: Er erhöht den Blutdruck, fördert Entzündungsprozesse und schwächt das Immunsystem. Das Risiko für Herz-Kreislauf-Erkrankungen steigt, und auch die Verdauung und der Schlaf können negativ beeinflusst werden. Hinzu kommen psychische Belastungen wie innere Unruhe, Gereiztheit oder sogar Depressionen. Es ist daher essenziell, dass Sie dem Stress aktiv entgegenwirken, um langfristig gesund zu bleiben.

Die gute Nachricht: Es gibt viele einfache Methoden, die helfen, den Stresslevel zu senken – und dafür braucht es oft nicht mehr als ein paar Minuten am Tag. Eine bewährte Sofortmaßnahme sind **Atemübungen.**

Atmen Sie bewusst tief in den Bauch ein und langsam wieder aus. Schon wenige Minuten helfen, Ihren Herzschlag zu beruhigen und Spannungen abzubauen.

Auch **Bewegung** spielt eine zentrale Rolle. Machen Sie einen kurzen Spaziergang an der frischen Luft, ein paar Dehnübungen oder auch eine Yoga-Einheit. Das kann wahre Wunder wirken. Bewegung baut überschüssige Stresshormone ab und sorgt gleichzeitig für die Ausschüttung von Endorphinen, die Ihre Laune heben.

Zudem ist es wichtig, dass Sie sich regelmäßig kleine Pausen gönnen – bewusst und ohne schlechtes Gewissen. Sei es, dass Sie eine Tasse Tee genießen, ein Kapitel in einem Buch lesen oder einfach einmal nichts tun: Solche Momente der Ruhe wirken wie ein Reset für

Körper und Geist. Wer möchte, kann auch Entspannungstechniken wie progressive Muskelentspannung oder Meditation ausprobieren. Diese Methoden helfen, langfristig gelassener mit Stress umzugehen.

Das Wichtigste ist, dass Sie für sich sorgen und diese kleinen Auszeiten in Ihren Alltag integrieren – denn nur, wenn Sie gut auf sich achten, können Sie den Herausforderungen des Lebens mit voller Kraft begegnen.

DANKSAGUNG

Am Ende dieses Buches ist es an der Zeit, all den Menschen zu danken, ohne deren Unterstützung »Der Körperkompass« niemals entstanden wäre. Zunächst gilt mein tiefster Dank dir, liebe Rieke. Du begleitest mich nun schon seit vielen Jahren mit unerschütterlicher Geduld – was sicherlich nicht immer einfach ist – und hast mich mit deiner unnachgiebigen Art immer wieder angetrieben, weiterzuschreiben. Ohne dich hätte ich vermutlich längst aufgegeben.

Auch dir, Lars, möchte ich von Herzen danken. Bei manchem Glas Wein haben wir nicht nur spannende und anregende Gespräche geführt, du hast auch wertvolle Ideen beigesteuert, die mich inspiriert und vorangebracht haben.

Ein ebenso großer Dank gilt meinen Kolleginnen und Kollegen, die ihre Erfahrungen mit mir teilen und mir durch professionellen Austausch und ehrliches Feedback helfen, meine Ideen zu vertiefen.

Schließlich danke ich dem Schirner Verlag für die vertrauensvolle Zusammenarbeit. Allen voran möchte ich mich bei Ina Keller bedanken, die als Lektorin entscheidend dazu beigetragen hat, diesem Buch eine klare Struktur zu verleihen. Mein Dank gilt dem gesamten Team, das mich mit Sorgfalt und Herzblut dabei unterstützt hat, meine Vision Wirklichkeit werden zu lassen.

Allen Genannten und all jenen, die im Hintergrund wirkten, ohne jemals ins Rampenlicht zu treten, möchte ich meinen aufrichtigen Dank aussprechen. Ohne euch wäre dieses Buch nicht das geworden, was es heute ist.

ÜBER DEN AUTOR

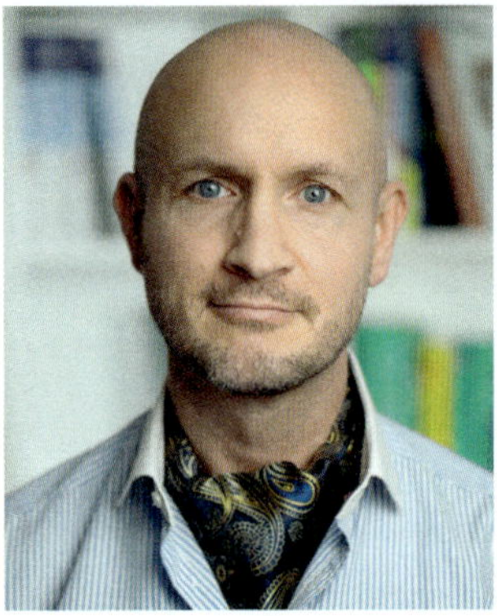

Sascha Bade ist zertifizierter Osteopath, Unternehmer und Dozent und hat sich auf ganzheitliche Gesundheit und Schmerzfreiheit spezialisiert. Als Leiter einer Osteopathie-Praxis in Hamburg und Gründer eines Unternehmens für betriebliche Gesundheitsförderung ist es sein Ziel, dass Menschen ihre Gesundheit selbst verbessern und erhalten können. In Zeitschriftenartikeln und Vorträgen bringt Sascha Bade komplexe Gesundheitsthemen auf den Punkt und macht sie für jeden verständlich – immer mit dem Fokus, wie nachhaltige Gesundheit im Alltag gelingt.

www.osteoversum.de

BILDNACHWEIS

Abbildung »Tibetisches Rad« (S. 51): Schirner Verlag

Fotos von der Bilddatenbank www.shutterstock.com

Layoutelement Kompass: #2526832173 (©ivector)

S. 3: #2119091579 (©berCheck), S. 10: #1241709889 (©sdecoret), S. 15: #2363394683 (©kckate16), S. 32: #522191392 (©puhhha), S. 43: #2360551301 (©Microgen), S. 53: #2515116425 (©Sofia Zhuravetc), S. 61: #2423149423 (©Sunlight_s), S. 69: #2495514169 (©Cristina Conti), S. 73: #2415221687 (©triocean), S. 78: #2487367275 (©Denis Belitsky), S. 92: #1493445563 (©REDPIXEL.PL), S. 94: #2060071433 (©udra11), S. 97: #2481691441 (©svetograph), S. 106: #2473600865 (©Chalee2500), S. 109: #1487047748 (©Monstar Studio), S. 110: #2487352911 (©Danijela Maksimovic), S. 121: #2215941225 (©MMD Creative), S. 125: #2416074425 (©Helena Nechaeva), S. 132: #2075420758 (©HannaTor), S. 135: #2444555705 (©everydayplus), S. 141: #2514990577 (©Akkalak Aiempradit), S. 148: #1947470908 (©Cinemanikor), S. 154: #2316269549 (©staras), S. 163: #2468738333 (©New Africa), S. 189: #2466621669 (©PeopleImages.com - Yuri A), S. 195: #1591105711 (©New Africa), S. 206: #1918481951 (©Everyonephoto Studio), S. 221: #2461953505 (©ViDI Studio), S. 231: #2504101535 (©Pormezz)

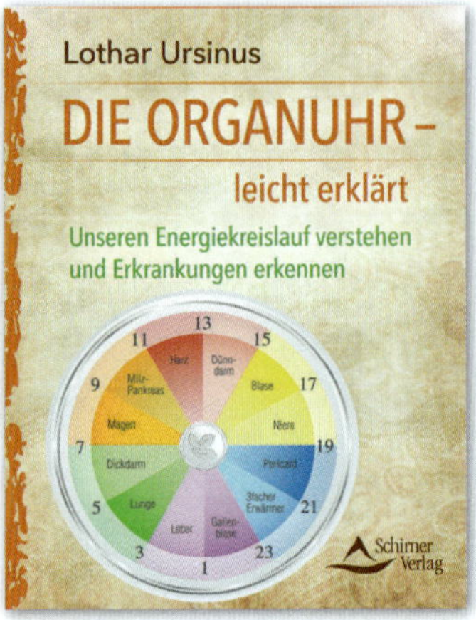

144 Seiten
ISBN 978-3-8434-1250-6

Lothar Ursinus
Die Organuhr leicht erklärt
Unseren Energiekreislauf verstehen
und Erkrankungen erkennen

Jedes Organsystem hat feste Zeiten, zu denen es besonders aktiv bzw. in Ruhe ist. Achten wir darauf, wirkt sich das positiv auf unsere Gesundheit aus. Auf gewohnt eingängige Weise schildert Lother Ursinus, wie unser Körper »tickt«.

Schirner
Verlag